5万人を診てきた医者が教える
薬を使わず血糖値を下げる方法

吉田俊秀

宝島
SUGOI
文庫

宝島社

はじめに

『健康寿命』という言葉が登場してから、ずいぶん経ちます。現代の日本が抱える問題のひとつが、健康寿命と平均寿命が開きすぎていることです。健康寿命が尽きればQOL（クオリティ・オブ・ライフ＝生活の質）が低下します。つまり、日常生活を送るのにも人の手助けが必要になり、社会的にも自分らしい豊かな人生を送ることができなくなってしまう。誰もが最後は人の世話になるものですが、今の日本はその期間が長すぎるのです。

『人生100年』時代を迎え、人に迷惑をかけずに、QOLを維持しながら自分らしく生きていくには、健康寿命を延ばさなければなりません。

健康寿命を脅かす原因はいくつかありますが、現代人に蔓延しているのが〝血糖値〟の上昇です。**血糖値が上がったままの生活を続けていれば、必ず糖尿病になります。**

私は50年にわたり、肥満症や糖尿病の患者さんをたくさん診てきました。ちなみに、肥満症の6割は糖尿病です。**糖尿病が進行すると、**眼底出血を起こし失明する、腎臓が悪くなり血液透析が必要になる、足に神経障害が起こって切断しなければならなくなるなど、**健康寿命が尽き、自立した生活を送れなくなるケースが少なくありません。**また、

糖尿病になると、認知症のリスクも3・5倍に跳ね上がることがわかっています。

つまり、血糖値が高いままの生活を続けると健康寿命が短くなり、その後、長い期間、家族や周囲の人に迷惑をかけながら生きていかなければならなくなるのです。

私は肥満症・糖尿病の専門医として、患者さんたちが高いＱＯＬを維持しながら健康的にすごせるよう、懸命に指導していることがあります。それは〝血糖値を自分でコントロールする方法〟、いい換えれば、健康寿命を延ばす方法です。

全国の糖尿病患者さん、その予備軍のみなさんも、ぜひ、これを実践してください。この本で紹介している食生活と簡単な運動を日常生活に取り入れれば、血糖値は必ず下がります。それに伴い、健康状態も必ず改善されます。このことは、50年も患者さんたちを診てきた私の経験から、断言できます。

「ちょっと高め」から取り組めば、一生安心

糖尿病は自覚症状が出たときにはもう遅い。まず、このことを肝に銘じてください。だからこそ、早めに対処してほしいのです。食生活を改善し、簡単な運動をするだけで、血糖値は自分でコントロールできるのですから。とはいえ、患者さんたちに接しながら痛感するのは、〝糖尿病は治療が困難な病気〟だということです。

糖尿病が怖い病気であることは、みなさんご存じです。ところが、健康診断で「血

糖値が高い」といわれても、痛くもかゆくもないので、多くの人が何もしません。「血糖値が高い」といわれたら、その時点で「自分は血糖値が高いのだ」と自覚すること。それが、血糖値をコントロールするための第一歩です。自覚したらすぐに専門医を受診して、自分の体が抱えている問題と向き合うこと。日本糖尿病学会で専門医と認定されている医師は、全国に約４５００人います。インターネットで検索する、あるいは健康診断を受けた病院や保健所で紹介してもらうなどして、最寄りの専門医を見つけてください。

　このことは私が口をすっぱくしていい続けているのですが、ほとんどの人は「高め」といわれたくらいでは病院へ行きません。いや、女性の場合はすぐに受診する人が多いのですが、ほとんどの男性は仕事をいいわけに行かないのが現実です。

　しかし、これから先の長い人生を考えてみてください。**初期段階**で病院へ行って指導を受け、**血糖値をコントロールするための食生活や運動法を身につければ、その後の一生が違ってきます。**

　初期段階から取り組めば、その後は年に一度の検査ですみます。ところが、少し進行した段階ならば月に一度、さらに進行すれば、もっと頻繁に病院へ通わなければならなくなります。そして最終的には、健康寿命が早く尽きてしまうかもしれないのです。

つまり、「ちょっと高め」の段階で専門医に行くことは、そのままの生活をずるずる続けるよりも、結果的には時間もお金も節約できるということ。その時間とお金は、人生を豊かにするために使うことができるのです。

よくなった状態を「維持し続ける」という意志が大事

この本で紹介していることは、もちろん私も実践しています。なかでもイチオシは〝吉田式食前キャベツ〟。食事の前にキャベツを6分の1個食べるだけで、満腹感が得られます。また、キャベツは成分的にも申し分なしの食材で、美しくやせながら健康になれます。

血糖値をコントロールするためには、食べ始めて30分経ったら、運動することも必要です。

運動というと、ひざや肩が痛いからできないという人がいますが、この本で紹介するのはベッドやお風呂でもできる非常に簡単なものばかり。自分の体調に合わせて足先を動かすだけでもいい、体をねじるだけでもいい。とにかく10分間、体を動かすことが、血糖値を上げないためには不可欠なのです。ちなみに私は、ひざ痛を訴える患者さんには「手だけ動かすエア水泳をやってください」と勧めています。

この本は、読むだけでは何の意味もありません。書いてあることを実践すること、それを継続してこそ、自分で血糖値をコントロールできるのです。

ところが、しばらく取り組んで数値がよくなると「もう治ったから」と気を抜いて、また以前と同じ生活に戻ってしまう人が多いのが現実。その生活が血糖値を上げたという自覚がいかに乏しいか、ということです。

気を抜いた生活に戻れば、体重はひと月で戻ります。いわゆる、リバウンドです。2〜3か月もそのままの状態が続くと、体重の増加だけではなく、のどが渇くなどの自覚症状も出てきます。この段階になると血糖値は大幅に上がっています。

食生活の改善や運動によって体重が減ったら、それを維持すること。気を抜いて体重がリバウンドした場合、以前と同じ努力をしても、もう元には戻りません。たとえ体重を減らすことはできても、インスリンが半分くらいしか出ない体になってしまっているからです。それは注射が必要な状態、糖尿病が治らない段階に突入したということです。

血糖値を上げない、糖尿病を進行させないためには、食事と運動で自分の体をコントロールしながら生活すること。その生活を維持し続けることこそが、健康寿命を延ばし、豊かな人生を生きるベースをつくるのです。

吉田俊秀

血糖値の上昇・糖尿病チェック

血糖値が上がりやすいか、糖尿病になりやすいか、健康診断を受けている人も、受けていない人も、目安になりますので、当てはまるかどうかチェックしてみましょう。

【チェックA】

①三親等以内に肥満・糖尿病の人がいる。
②三親等以内に高血圧症・脂質異常症の人がいる。
③三親等以内に脳卒中や心臓疾患になった人がいる。
④体重はあまり気にしていない。
⑤座りっぱなしのことが多く、歩くのは1日2000歩以下だ。
⑥食事の時間は不規則で、食べられるときにたくさん食べることがある。
⑦早食いで、15分もあれば食事が終わる。
⑧脂っこい食べものが好きで、野菜はあまり食べない。

⑨深夜に夜食を食べてすぐに寝ることがよくある。
⑩ジュースなど清涼飲料水を1日1ℓは飲む。

【チェックB】

①腰が重く、痛む。
②疲れやすくだるい。
③のどが渇き、水分を多量に飲む。
④1日のトイレの回数が多くなり、量も増えた。
⑤尿が泡立ち、甘いにおいやアンモニア臭が強くなった。
⑥かぜやインフルエンザなどの感染症にかかりやすくなった。
⑦皮膚に炎症を起こしやすく、治りづらかったり、すぐ化膿したりする。
⑧ものが見えづらく、かすんで見える。
⑨食欲があるのに急にやせてきた。

これらの項目に当てはまる数が多いほど、高血糖、糖尿病予備軍の可能性があります。本書の血糖値を下げる対策を読んで生活改善に、今すぐ取り組んでください。

血糖値の基準を知っていますか？

「血糖値」というと、「上がると悪い」、「糖尿病に関係している」ということまでは知っている人が多くいます。しかし、具体的にどのくらいから注意しなければならないのか知っている人は少ないのではないでしょうか。まず、血糖値の目安を知っておいてください。

※①＝空腹時血糖値　②食後血糖値（2時間後）

【正常型】①100mg／dℓ未満　②140mg／dℓ未満

【正常高値】①100〜110mg／dℓ未満　②140mg／dℓ未満

【境界型（空腹時高血糖）】①110〜126mg／dℓ未満　②140mg／dℓ未満

【境界型（食後高血糖）】①110mg／dℓ未満　②140〜200mg／dℓ未満

【糖尿病の疑い（空腹時高血糖・食後高血糖）】①110〜126mg／dℓ未満　②140〜200mg／dℓ未満

【糖尿病型】①126mg／dℓ以上　②200mg／dℓ以上

血糖値の基準

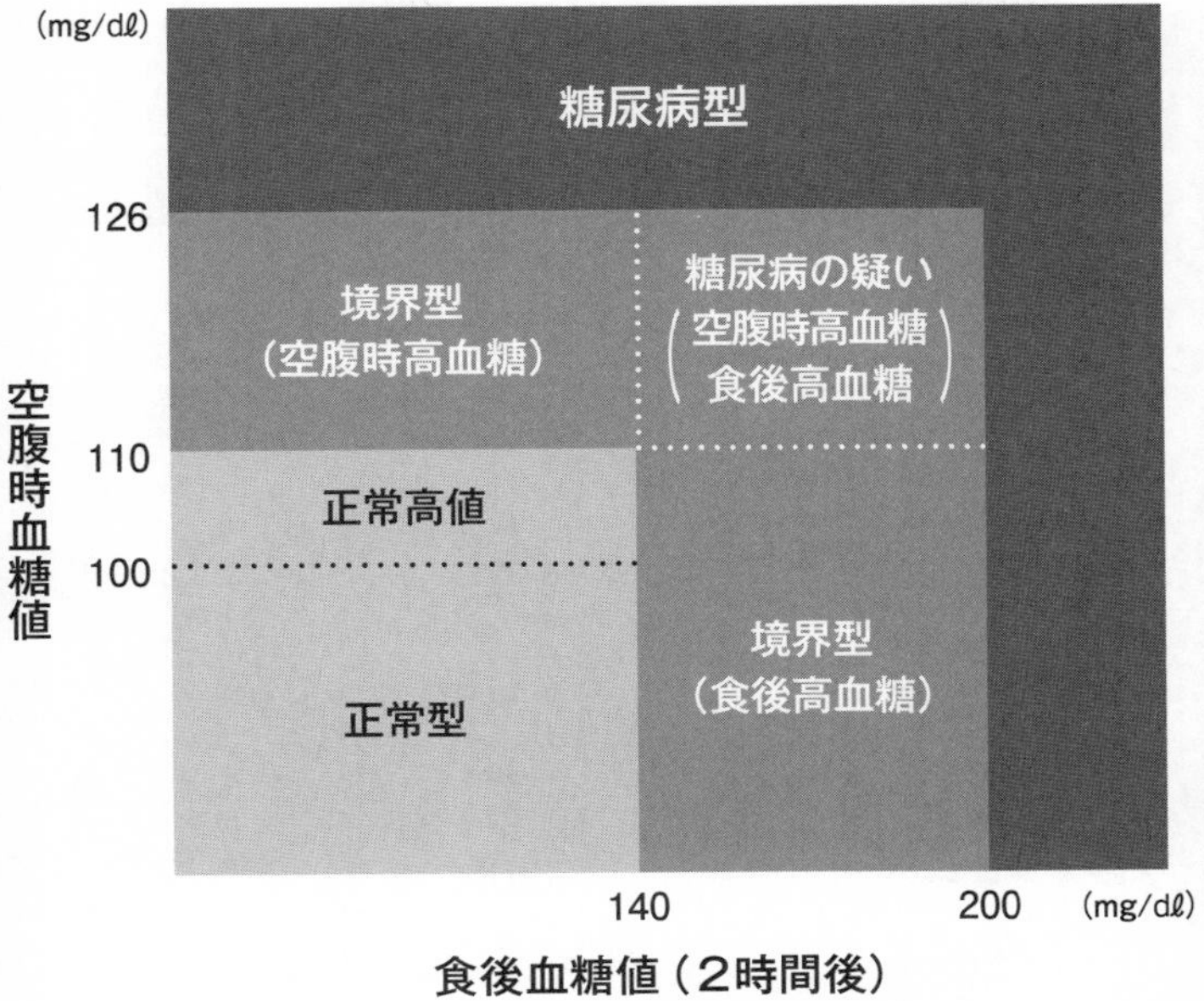

(参考：日本糖尿病学会資料をもとに作成)

パート 1

なぜ血糖値を下げないといけないのか

パート2
薬を使わず血糖値を下げるポイント

パート
3
血糖値を上げない食品と食べ方

パート4　血糖値が下がると得すること

パート5 血糖値を上げない体をつくる習慣をつけよう

パート
1

なぜ血糖値を下げないといけないのか

そもそも血糖値って何？

「健康診断で血糖値が高めだったから気をつけなくては！」などと、健康の話題に上ることが多い「血糖値」ですが、そもそも血糖値とは一体何のことでしょう。

一言でいうと、**血糖値とは100㎎の血液中にどのくらいのブドウ糖が含まれているか、その濃度を示す数値**です。この血液中のブドウ糖は「血糖」と呼ばれています。

ブドウ糖は糖質の一種で、私たちが生きていくために必要なエネルギー源になります。人間の体は、この血液中のブドウ糖をエネルギーとして利用し、動いています。

私たちは毎日、食事をします。食べたものは胃や腸で消化され、ブドウ糖となり、それが血液に取り込まれて体中を巡り、37兆個とも60兆個ともいわれている全身の細胞に取り込まれます。エネルギーを取り込んだ細胞がさまざまな働きをすることで、私たちの体は維持され、活動することができるのです。

血糖値と炭水化物の密接な関係

食べものからつくられるエネルギーについて、少しだけ見ていきます。

食べものには「たんぱく質」「脂質」「炭水化物」という主な栄養素が含まれています。これを三大栄養素といいます。また、**私たちの体を健康に維持するために欠かせない3つの要素**があります。それは「体をつくる材料」「体のエネルギー源」「体の代謝調整」です。

三大栄養素のうち、たんぱく質は肉や魚、大豆製品などに多く含まれていて、主に筋肉や骨、皮膚、臓器、毛髪、血液、酵素、ホルモンなどの体をつくる材料となり、一部はエネルギー源や体の代謝調整に使われます。

脂質は植物油や魚油、動物性脂肪に多く含まれていて、主に体のエネルギー源となり、一部は体の材料になります。

そして、炭水化物はごはんやパン、麺類、果物などに多く含まれていて、主に体のエネルギー源として使われます。

以上の三大栄養素のうち、**血糖値と最も密接な関係があるのは炭水化物**です。血糖値が高い低いといわれる場合、素早くエネルギーとなる糖質が多い炭水化物がダイレクトに関与しているのです。

炭水化物を多く含むごはんやパン、麺類、果物などを食べると、唾液、胃液、膵液で消化され、腸の消化酵素でブドウ糖に分解されます。そのブドウ糖は小腸の壁から吸収され、肝臓を経てから血液の中に取り込まれていきます。

さらに肝臓や筋肉では、ブドウ糖はグリコーゲンというものに変えられ貯蔵されます。睡眠などで長時間食事をしていない場合には、必要に応じて肝臓や筋肉に貯蔵されたグリコーゲンが再びブドウ糖に変えられ、血液中に出されてエネルギー源になります。

しかし、肝臓や筋肉でグリコーゲンとして貯蔵できる量には限界があります。そのために**糖質を多く含む炭水化物を食べすぎると血液中の糖が余り、脂肪組織に運ばれて脂肪に変化し、体脂肪として蓄積され、**肥満につながりやすくなります。

逆に**炭水化物の摂取が不足すると、血液中の糖の濃度が低くなってエネルギー不足の状態**になります。こんなときは疲れを感じやすくなります。

このように血糖の濃度は、高すぎても低すぎても体にさまざまな問題を引き起こします。ですから私たちの体は、調子を整えるために血液中の糖の濃度を一定の幅で保とうとします。この**一定の幅に正常に保たれた血糖の濃度が、血糖値の基準値**です。

以上のような、糖がエネルギーに変わる過程を「糖代謝」といいます。糖代謝の機能がうまく働かなくなり、**血液中の糖の濃度が高くなり続けてしまう状態が糖尿病**です。

糖代謝のしくみ

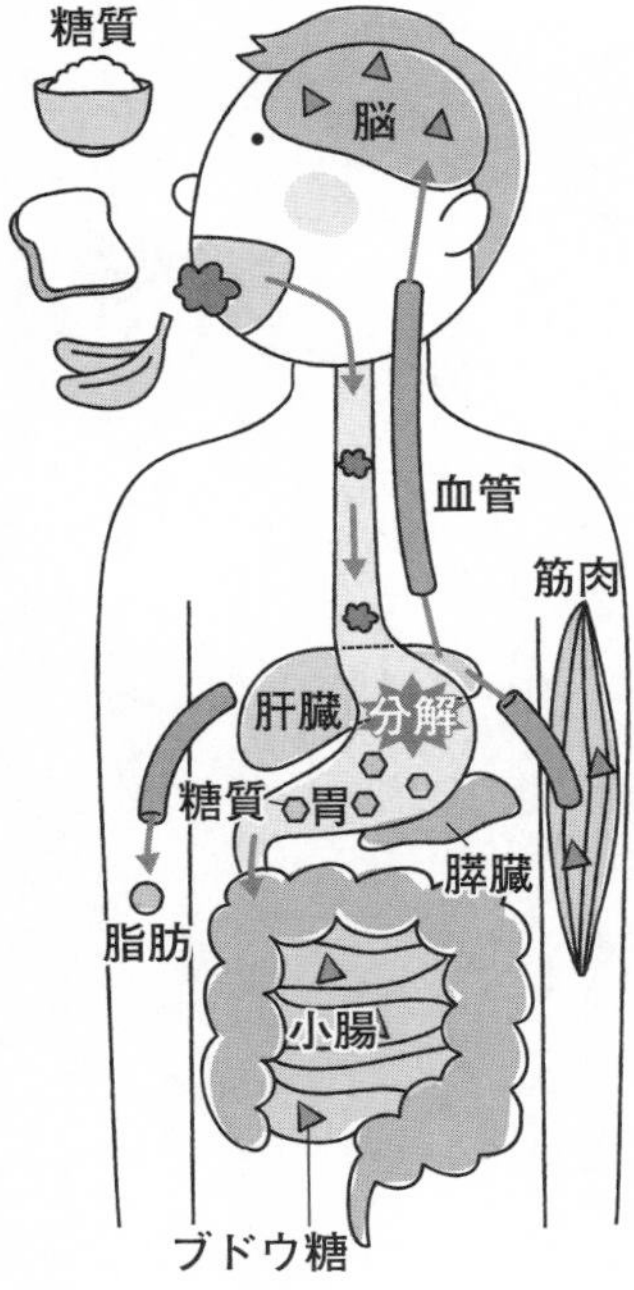

ごはんなど
炭水化物を食べる

↓

唾液や胃液、膵液、
腸液で消化

↓

ブドウ糖になる

↓

小腸から吸収され
肝臓に送られる

↓

過剰な血糖は、
脂肪組織に運ばれ、
体脂肪として蓄えられ、
肥満につながる

↓

余ったブドウ糖は
グリコーゲンになる

↓

肝臓や筋肉に
蓄えられる

血糖値はなぜ上下する？

気分と給料は上がったほうがいいのですが、決して上げたいと思っていないのに高くなるのが血糖値。この血糖値の上がり下がりの鍵を握っているものは何でしょう。

私たちの体は、調子を整えるために血液中の糖の濃度を一定の幅で保っていますが、その**血糖値は1日のうちでも、かなり変動**しています。血糖値の変動には、体で分泌されるいくつかのホルモンがとても重要な役割を果たしています。

ホルモンで調整される血糖値

しばらく何も食べていない空腹のときには血糖値が低くなります。すると、**血糖値が低くなりすぎて体調に支障が出ないように、グルカゴン、アドレナリン、コルチゾールというホルモンなどが分泌され、血糖値を上げるように働きます**。このとき、肝臓に貯蔵されていたグリコーゲンはブドウ糖に変えられ、血液中に出されます。また、脂肪組織にある脂肪も分解されます。

一方、食事をして満腹になると血糖値が上がります。このときは、血糖値が上がりすぎないように、インスリンというホルモンが分泌されて、血糖値を下げるように働きます。

このように、食事をすると血糖値は上がり、食後1～2時間をピークに下がり、2～3時間で元に戻るという変動をくり返しています。

じつは、膵臓からは一日中、一定量のインスリンが分泌されています。これを基礎分泌といいます。基礎分泌とは別に、食事のあとにインスリンが大量に分泌されますが、これを追加分泌といいます。

このように、健康な人の体はインスリンの基礎分泌と追加分泌の両方の働きで、血糖値が適正にコントロールされているのです。

健康な人の1日の血糖値の変動のようす

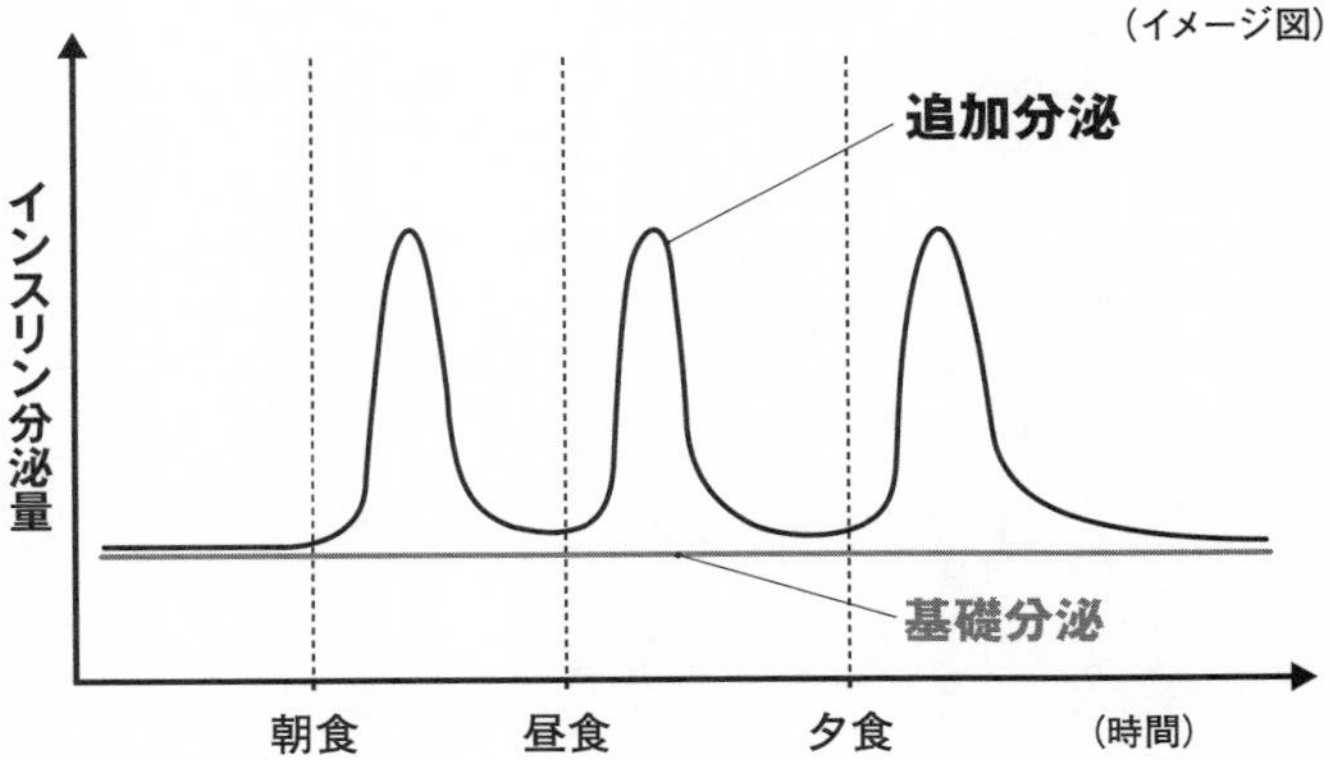

血糖値を下げる役目を担うインスリン

血糖値を下げる働きをするインスリンは、膵臓にある「ランゲルハンス島」という組織から分泌されています。このランゲルハンス島の中にはβ細胞と呼ばれる細胞があり、インスリンはここでつくられています。食事をして血液中の糖の量が増えると、β細胞はこの情報をキャッチして、増えた糖の量に見合ったインスリンをすぐに分泌します。

インスリンは血糖値を下げる働きのほか、血液中のブドウ糖を肝臓や筋肉に送る働きもしていいます。**肝臓や筋肉に送られたブドウ糖がグリコーゲンに合成**されたり、脂肪組織に脂肪を蓄えたりするのも助けています。

また、膵臓からは血糖値を上げるように働くグルカゴンも分泌されます。グルカゴンは、ランゲルハンス島にあるα細胞と呼ばれる細胞でつくられています。血液中のブドウ糖が不足すると、α細胞はこの状況をキャッチしてグルカゴンを分泌します。

血糖値を下げる役目を担うインスリンと血糖値を上げる役目を担うグルカゴンは、血液中の糖分のバランスを適正に保つよう、それぞれの出番を待って働いているのです。

このような血液中の糖分の適正なバランスが崩れ、**血液中の糖の濃度が高い状態を高血糖**といいます。

膵臓のランゲルハンス島から分泌されるインスリン

膵臓

胃のうしろにある、細長い15cmほどの臓器。

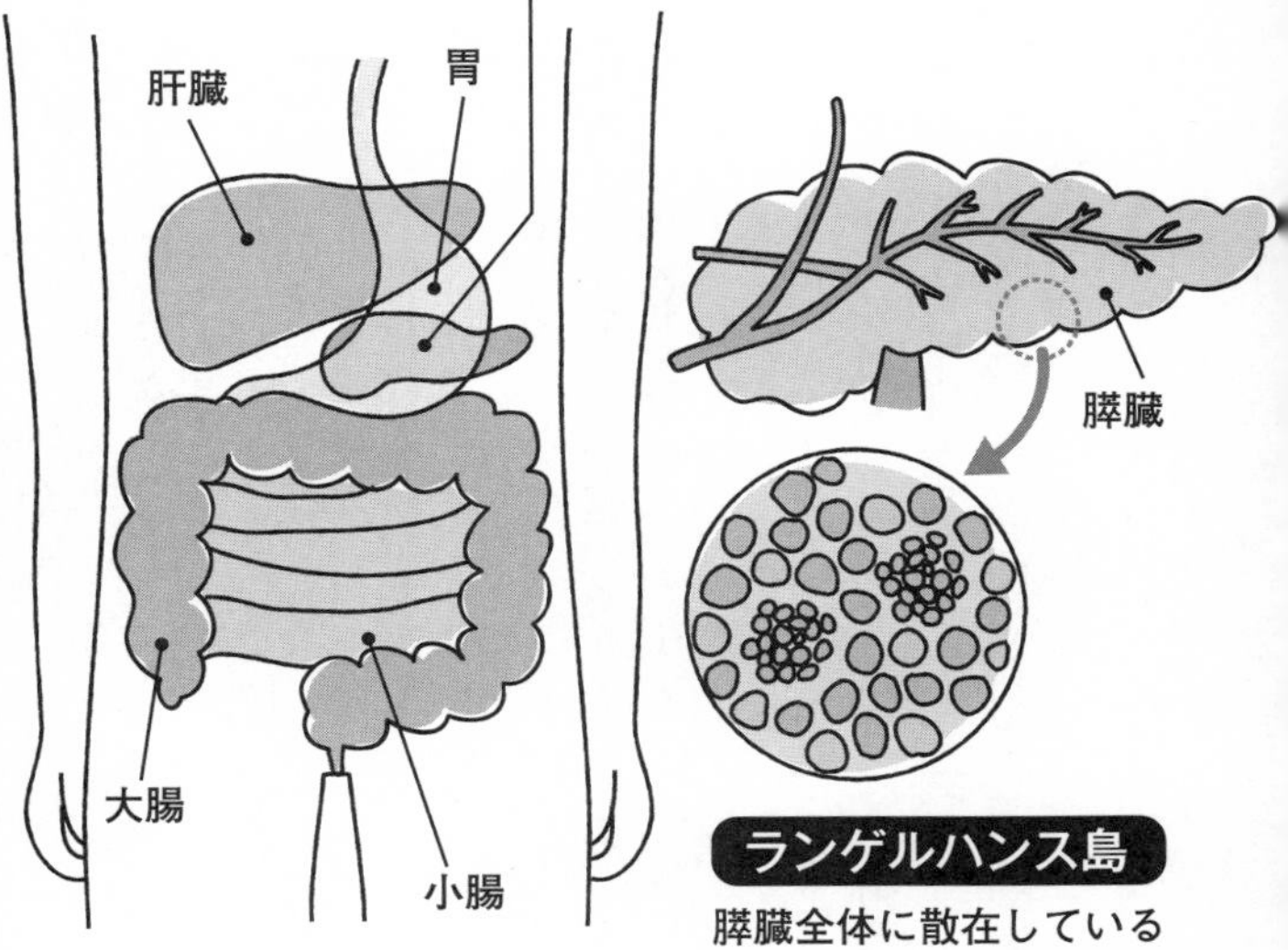

ランゲルハンス島

膵臓全体に散在しているランゲルハンス島では、インスリンを分泌するβ細胞、グルカゴンを分泌するα細胞などがある。

血糖値が高くなる原因は？

前項で解説したように、私たちの体には血糖値を適正にコントロールするしくみがあります。それでも健康診断で血糖値が高いという結果が出てしまうことがあります。どうして血糖値は高くなるのでしょう。

血液中の糖分のバランスが崩れ、血液中の糖の濃度が基準値を超えて高くなった状態が高血糖です。この状態は血糖値を下げるインスリンの作用が不足すると起こります。

血糖値を上げるホルモンはグルカゴン、コルチゾール、アドレナリンなど、複数あるのですが、血糖値を下げるホルモンはインスリンだけです。何らかの理由で**インスリンがうまく作用しなくなると、すぐにそのまま高血糖へと直結**してしまうのです。

インスリンの作用が不足してしまうのには、主に次のような理由があります。

①インスリンがほとんど分泌しない

インスリンがほとんど分泌しないのは、何らかの原因で膵臓のランゲルハンス島の

β細胞が破壊されてしまったケースです。これは**1型糖尿病の原因**です。

②インスリンが出にくい

インスリンが出にくくなるのは、膵臓が弱り、インスリンの分泌障害が起こっているケースです。糖尿病になると、まず食後の追加分泌が低下。糖尿病が進行すると、一日中、一定量分泌されているはずの基礎分泌も低下します。

遺伝や肥満、ストレス、運動不足などの生活習慣の乱れが原因で起こる、**2型糖尿病の特徴**です。

③インスリンの働きが悪い

インスリンの働きが悪くなるのは、インスリンを受け入れる細胞側に異常が起こっているケースです。これを「インスリン抵抗性」といいます。これも**2型糖尿病の特徴**です。

1型糖尿病と2型糖尿病の特徴

1型糖尿病		2型糖尿病
若い人に多い	発症年齢	中高年に多い
急激に出て、糖尿病になることが多い	症状	症状が出ないこともあり、気がつかないうちに進行する
やせ型の人が多い	体型	肥満の人のほうが多いが、やせ型の人もいる
自己免疫やウイルス感染により膵臓でインスリンをつくるβ細胞が壊れてしまうため、インスリンが膵臓からほとんど出なくなり、血糖値が高くなる	原因	生活習慣や遺伝的な影響により、インスリンが効きにくくなったりして血糖値が高くなる
インスリン注射	治療	食事療法・運動療法、服薬、場合によってはインスリン注射を使う

日本人の糖尿病患者の約95%が、肥満、ストレス、運動不足などの生活習慣の乱れから発症する「2型糖尿病」。(参考：国立国際医療研究センター　糖尿病情報センター)

インスリン抵抗性を招く肥満

インスリン抵抗性と肥満の関係について、少しだけ触れておきます。

膵臓がインスリンを分泌していても、インスリンの働きが悪いと血糖値の高い状態が続きます。インスリン抵抗性が大きいというのは、このようなインスリンの働きが悪いことをいいます。

インスリンは、血液中の糖を筋肉や細胞に送るとき、細胞にある「インスリン受容体」と呼ばれる相棒と結合します。そして、インスリンはインスリン受容体と結合したときに、ブドウ糖を取り込むよう細胞に情報を伝達し、これで順調に血液中の糖を筋肉や細胞へと送り込むことができるようになります。ところが何らかの原因によって、インスリン受容体が機能しなくなったり、情報伝達経路に異常が起こったりすることがあります。こうなると血液中の糖を細胞内にうまく送り込むことができなくなります。

じつは、この原因の多くが肥満です。

太りすぎて脂肪細胞にたくさんの中性脂肪が蓄積すると、インスリン受容体の数が減ってインスリンの働きが悪くなってしまうのです。

さらに悪いことに、増えすぎた脂肪細胞からは「TNF-α」「レジスチン」と呼ばれる物質などが分泌され、大切なインスリンの働きを阻害します。

　このようにインスリン抵抗性が大きくなると、膵臓は何とかして不足を補おうと、これでもかと大量のインスリンをどんどん分泌するようになります。この状態が続くと、やがて膵臓（ランゲルハンス島のβ細胞）は疲弊してしまい、ついにはほとんどインスリンをつくることができなくなってしまいます。

　インスリンが分泌されないということは、もう血糖値を下げる働きをするものがいなくなってしまったということ。こうなると血液中の糖はうなぎ上り、どんどん増えていくばかりになってしまうのです。

高血糖をもたらすインスリンの作用不足

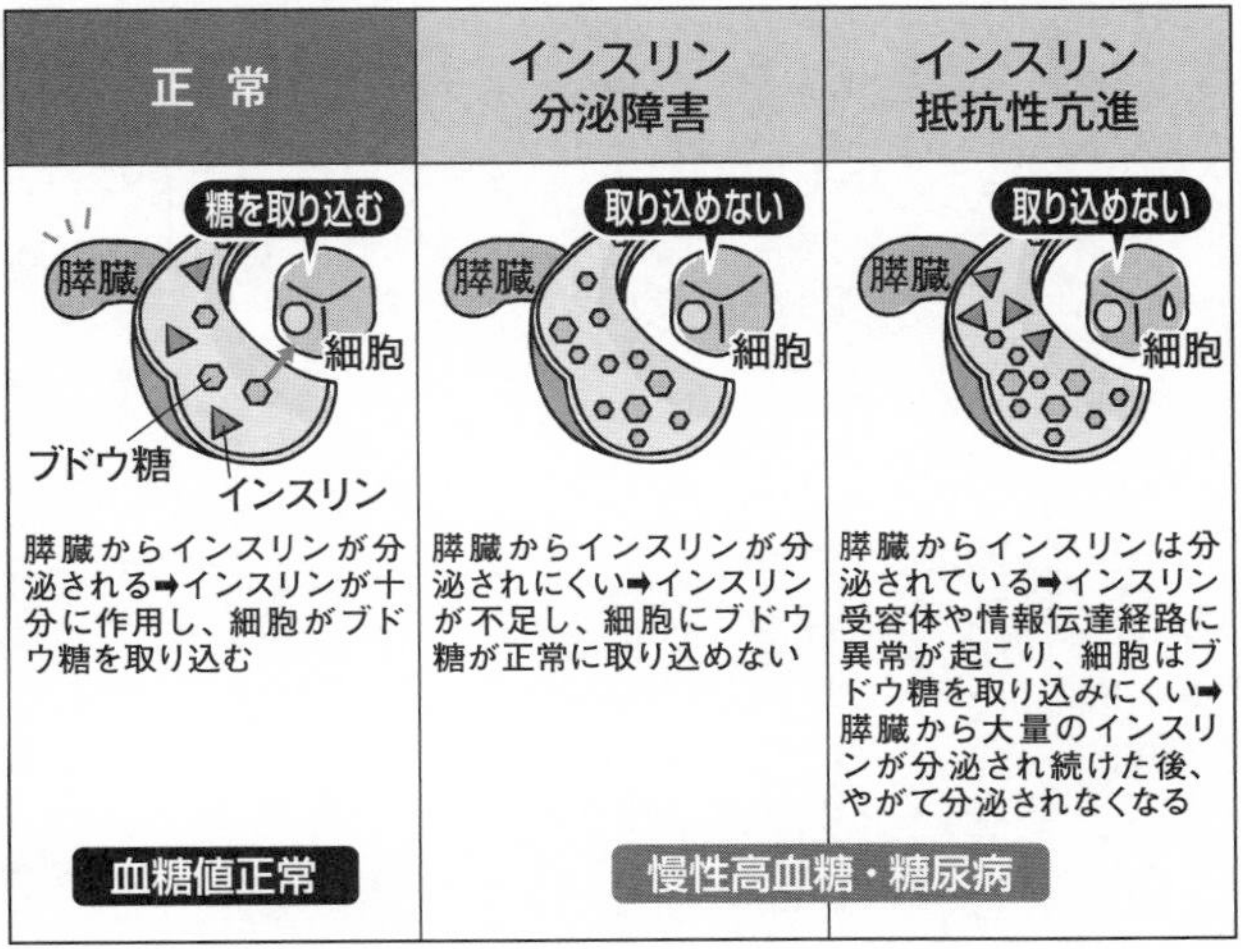
正常
インスリン分泌障害
インスリン抵抗性亢進
糖を取り込む
膵臓
細胞
ブドウ糖
インスリン
取り込めない
膵臓
細胞
取り込めない
膵臓
細胞
膵臓からインスリンが分泌される➡インスリンが十分に作用し、細胞がブドウ糖を取り込む
膵臓からインスリンが分泌されにくい➡インスリンが不足し、細胞にブドウ糖が正常に取り込めない
膵臓からインスリンは分泌されている➡インスリン受容体や情報伝達経路に異常が起こり、細胞はブドウ糖を取り込みにくい➡膵臓から大量のインスリンが分泌され続けた後、やがて分泌されなくなる
血糖値正常
慢性高血糖・糖尿病

高血糖の状態が続くのがなぜ悪い？

「血糖値が高いのはよくない」

「高血糖の状態が続くのは問題だ」

「糖尿病予備群ですよ」

と、頭ごなしにいわれても、何がよくないのか、どう問題なのか。まして気になる自覚症状がなければ、何だかピンとこないのも道理です。

とはいうものの、**血糖値が基準値を超えて上がっているのは**、残念ながら悪い現実です。「知らぬが仏」で見て見ぬ振りを決め込んでいると、そう遠くない将来、必ず後悔するといっても過言ではありません。

ここは「彼を知り己を知れば百戦あやうからず」の姿勢で、自分の健康について見つめ直し、しっかり向き合うことをお勧めします。

血糖値が上がり**高血糖の状態が続くのが悪いのは**なぜか？　その理由は、端的にいうと、**糖尿病へとつながりやすいからです。**

糖尿病予備群は、正常型の人の6～20倍も糖尿病を発症するといわれています。しかも糖尿病は一度かかると治らない病気です。

予備群は糖尿病への一里塚

糖尿病予備群は、糖尿病の境界型ともいわれます。健康診断で予備群、境界型と指摘されたということは、「本格的な糖尿病になる直前ですよ」ということです。「まだ糖尿病じゃないから、食生活の改善や運動をする必要なんかない」と甘く考えて、そのまま何もしないでいると本格的な糖尿病になります。今ならギリギリセーフ、まだ間に合います。予備群、境界型といわれたときが食い止めるチャンスだととらえてください。

2型糖尿病の場合は、ある日突然、血糖値が高くなるわけではありません。ほとんどの場合、徐々に何年もかかって血糖値が高くなっていき、本格的な糖尿病にたどり着きます。

じつは、糖尿病予備群、境界型に足を踏み入れたときには、すでに体の中で負の変化が始まっているのです。すでに血糖値を下げるホルモンのインスリンが出にくくなったり、働きが悪くなったりし始めています。そのままにしていると、インスリンの作用がだんだん弱まり、本格的な糖尿病へと突き進んでいくことがほとんどです。

忍び寄る体へのダメージ

糖尿病予備群、境界型の段階では、ほかにもさまざまな体へのダメージが忍び寄っています。まさに大病の一歩手前です。とくに次のようなダメージが心配です。

①血圧が上昇する…血糖値が上がると多くのインスリンが分泌されますが、多量のインスリンは交感神経を緊張させ血圧を上げるともいわれています。また、ナトリウムと腎臓の働きなどに影響を与えて、血管に水分がたまりやすくなり、血圧が上昇します。

②太りやすくなる…正常な状態だと、血糖値が低めのときにおなかがすき、食事のあとは血糖値が高めになりますが、インスリンの作用で適正な血糖値に戻ります。しかし、境界型の状態だと正常なときのようにはインスリンがうまく作用せず、血糖値の高い状態が続くので、空腹と満腹のシグナルが乱れます。

シグナルが乱れると食事をして間もないのにおなかがすいたり、エネルギー不足と感じたりします。こうなると糖分の多い炭水化物や甘いものが無性に食べたくなり、食べすぎて体重が増加。インスリン抵抗性（インスリンの働きが低下すること）が大きくなり、**血糖値が高くなる→またシグナルが乱れる→食べすぎる→また太る、という悪循環**に陥ります。

③血液がドロドロになる…血糖値が基準値を超えて高めの人は、血液中の糖が多すぎるだ

体へのダメージは予備群、境界型から始まる

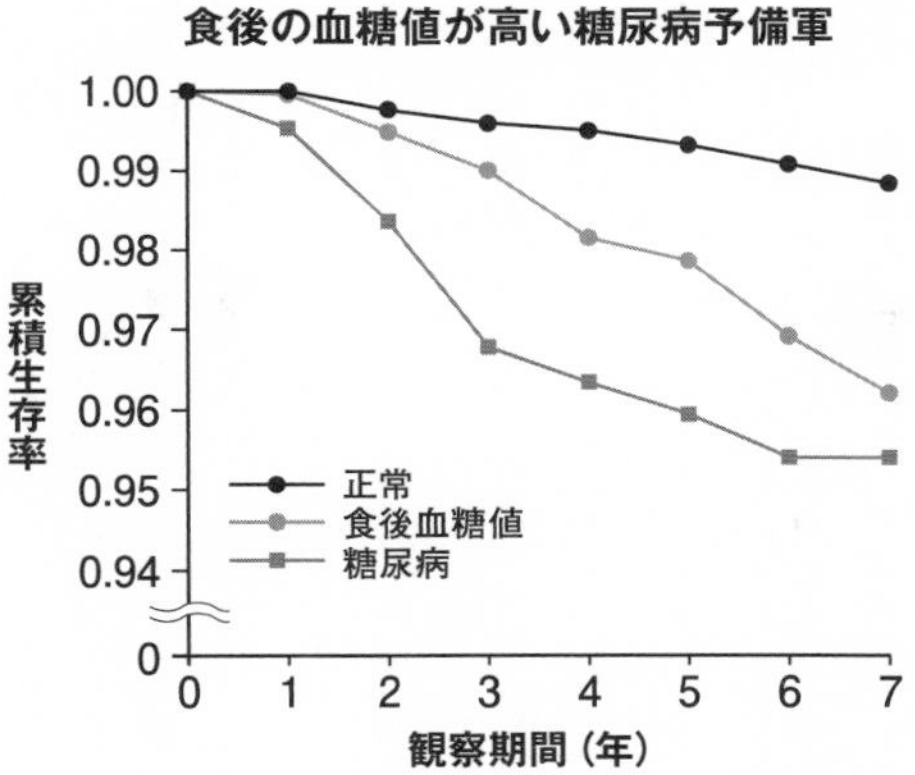

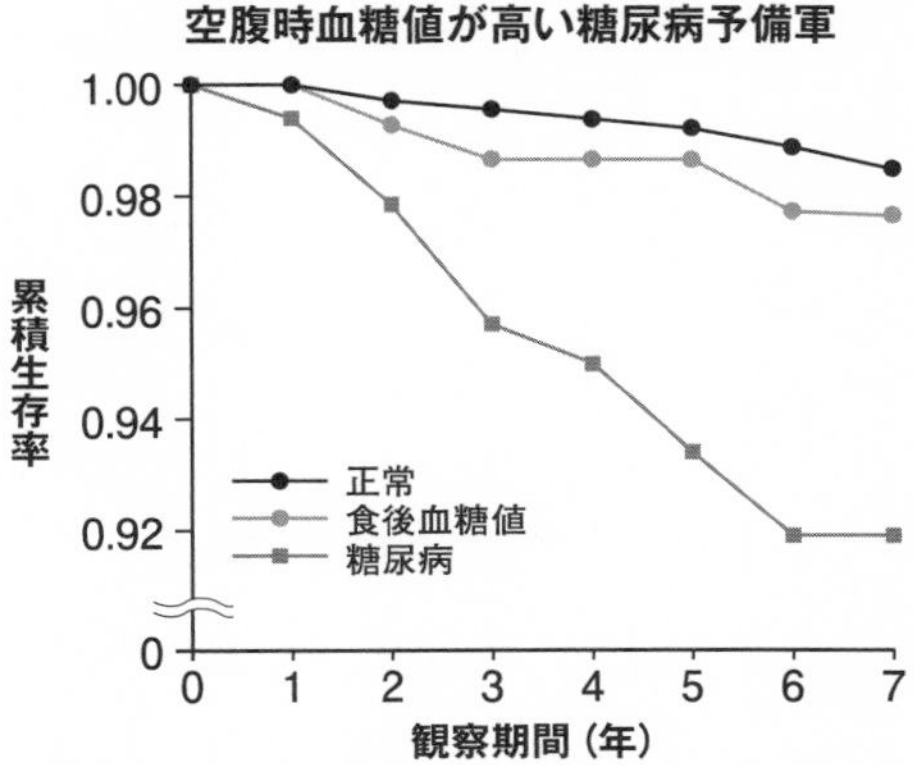

山形県舟形町の40歳以上の住民2651人を対象に約７年間追跡した疫学調査で、検診結果の「正常」「予備群（境界型）」「糖尿病」の群から、何人が心筋梗塞などの心血管疾患によって亡くなっているかを調査。食後高血糖の予備群は、正常な人に比べて死亡率が約2.2倍に。グラフで下にいくほど死亡率が高くなります。（出典：Diabetes Care. 1999;22:920-4）

けでなく、コレステロールや中性脂肪が多すぎる脂質異常も起こっている場合が少なくありません。糖と脂が多すぎると血液はドロドロになります。血管の中いっぱいに浮遊している糖や脂は、全身の血管にくまなくダメージを与えます。ダメージを受けた**血管は動脈硬化を起こし、次第に老化**します。

血管が動脈硬化を起こすということは、心臓や脳の血管病になりやすくなるということです。糖尿病予備群、境界型の人は、**正常型の人に比べ、心臓の血管病による死亡が2・2倍も多い**というデータもあります。

血糖値の高い状態を放置すると糖尿病に

糖尿病予備群、境界型と指摘されたらどうしますか？

「痛くもかゆくもないから、とりあえずそのまま様子を見ようか」と考えた人は危険です。何の対策もとらず手をこまねいていては、血糖値の高い状態を放置していることになり、やがて本格的な糖尿病まで進んでしまいます。

では、どんな対策をとればいいのでしょうか。

糖尿病の危険因子をチェック

まずは、今の自分の体を知ることです。糖尿病発症リスクを高くする要因がないかどうかチェックしてみてください。

糖尿病のリスクを高くする要因は大きく分けると2つあります。

①遺伝的要因

親から受け継いだ遺伝子がもたらす性質です。もし親、兄弟姉妹、祖父母など血縁の近親者に糖尿病の人がいたら注意が必要です。糖尿病になりやすい体質である可能性が高くなります。

②環境的要因

肥満、食べすぎ、運動不足などの生活習慣の乱れがあるとリスクは高まります。

加えて、さまざまな肉体的・精神的ストレスも大きな環境要因になります。強いストレスがかかる環境が続くと、インスリンの働きを弱めるホルモンが分泌され、血糖値が上昇します。

加齢も体の機能低下をもたらすので、膵臓の働きが衰えて弱くなり、糖尿病にかかりやすくなります。

このほか、ステロイド剤や血圧降下剤の服用、妊娠なども、糖尿病の誘因になることがあります。

もし、糖尿病発症リスクを高くする要因がたくさんあっても、決してあきらめないでください。遺伝的要因は自分の力で変えることはできませんが、環境的要因は自分自身の工夫でいくらでも変えることができます。適切な食事を摂り、適度な運動をして肥満に気をつけていれば防ぐことができます。

身近にある糖尿病の危険因子

<遺伝的要因>
家族や血縁の親族に糖尿病の人がいる
<環境要因>
朝食を食べない
野菜や海藻類はほとんど食べない
いつも満腹になるまで食べる
たくさん酒を飲む
毎日のように間食をする
脂っこいメニューが好き
甘いものが好き
ドリンク剤をよく飲んでいる
夕食の時間が遅く、たくさん食べる
食事時間が不規則
運動不足だ
ゆっくり休める日が少ない
ストレスがたまっている
40歳以上
肥満体型である
妊娠中に血糖値が高くなった

自分に糖尿病の危険因子がどれくらいあるかをチェックすることが大切。とくに肥満は糖尿病発症に大きな影響を与えます。肥満度が増すほど発症率は上がります。

合併症が怖い糖尿病

糖尿病予備群、境界型から本格的な糖尿病へと進行してしまうと、どうなってしまうでしょう。糖尿病になっても、食事や運動など生活習慣を改善し、うまく血糖値がコントロールできれば、健康な人とほとんど変わらない生活をまっとうできる人は少なくありません。しかし、やはり本格的な糖尿病になってしまうのはとてもやっかいです。糖尿病の最大の脅威は、血糖値のコントロールがうまくできない場合に起こってくる、さまざまな合併症です。

血糖値が高いままの生活を続けていると動脈硬化が急速に進み、全身の血管はボロボロになります。また、末梢神経や自律神経など全身の神経も侵されます。全身を結ぶ血管と神経が傷めつけられるため、全身のあらゆる部位や臓器にさまざまな障害が起こります。これが糖尿病の慢性合併症です。慢性合併症には、細小血管障害（細い血管に起こる合併症）と、大血管障害（太い血管に起こる合併症）の2つがあります。

細小血管障害では、体の細い血管が侵されて血流が悪くなり、細い血管が集中している眼、腎臓、神経系がダメージを受けます。

大血管障害では脳梗塞、狭心症、心筋梗塞、閉塞性動脈硬化症など、重症の血管病が起こりやすくなります。

このほか、**糖尿病性昏睡という意識障害が起こる糖尿病性ケトアシドーシス、循環不全をもたらす高浸透圧高血糖症候群などの急性合併症**もあります。慢性合併症も急性合併症もＱＯＬ（クオリティ・オブ・ライフ＝生活の質）をとても低下させ、間違いなく寿命を縮めます。一度合併症が起こってしまうと、それを治すことはたいへん困難です。

糖尿病は合併症を引き起こすことが怖い病気なのです。だからこそ**血糖値が高い状態を早期発見し、早期対策を取り、重篤な合併症に苦しめられないようにする**ことが肝心です。

糖尿病発症から10～15年ほどで表れる三大合併症

【糖尿病網膜症】毛細血管が破裂するなどして網膜への酸素や栄養の供給が不足して起こる。**糖尿病の治療をしないと、10年後には70％に網膜症が発症**することが知られていて、進行すると失明する。

【糖尿病腎症】高血糖の状態が続くと、徐々に腎臓の糸球体の毛細血管が侵され、血液の濾過機能が働かなくなり発症する。進行すると腎不全を起こして、**透析が必要になる。**

【糖尿病神経障害】発症から5～10年ほどで、約3割の人に起こり始める。末梢神経や自律神経が侵され、手足のしびれ・痛み、立ちくらみ、感覚消失など全身に症状が起こる。重症化すると、**足先や手に壊疽を起こす。**

なぜ糖尿病の三大合併症は網膜・腎・神経に出るのか

糖尿病網膜症、糖尿病腎症、糖尿病神経障害は糖尿病の三大合併症と呼ばれていますが、ではなぜ、網膜・腎・神経に合併症が起こりやすいのでしょうか？

それは、**網膜・腎・神経の3つの場所にのみ、合併症を起こしやすくする共通の原因になるものがあるからです。それが「アルドース還元酵素」です。**

アルドース還元酵素は、体内に存在する酵素の一種で、健康な人で血糖値が80〜180mg／dℓの間に保たれていると、ほとんど働きません。ところが血糖値が上がって200mg／dℓ以上になると急に活動し始めます。

糖尿病の人はインスリンの働きが悪いので、食事指導を守っていても食後の血糖値は簡単に200mg／dℓ以上になります。するとアルドース還元酵素が働き始めます。とくに間食で砂糖たっぷりのケーキやまんじゅうなどを食べると、血糖値はあっという間に300mg／dℓ以上に押し上げられ、アルドース還元酵素はフル稼働の状態になるのです。

通常は、血管壁の細胞がエネルギーを必要とすると、血液中を流れるブドウ糖がインスリンの働きで取り込まれます。ところが、この過程で血糖値が上がり、アルドース還元酵素が活発に働くと、余分なブドウ糖に作用して「ソルビトール」がつくり出されます。ソルビトールは、もともと体内にある糖アルコールと呼ばれる物質の一種です。少量であれば健康に害はありません。しかし、アルドース還元酵素が活性化し、ソルビトールが過剰になると問題発生。増量したソルビトールは、さらに細胞内でフルクトース（果糖）に変化し、眼底の血管や腎臓の尿細管、神経などに遺物として蓄積します。これが10～20年にわたれば、やがて蓄積物は満タンになります。

蓄積物の量が限界に達すると、眼では血管壁が破裂して眼底出血が起こり、失明の危機が迫ります。腎臓では尿細管の壁が破壊されて腎機能が低下し、尿毒症から血液透析やむなしに。足に神経障害が発生すると、感覚マヒから足の化膿にも気がつかず、足壊疽から下肢の切断に至るのです。

高血糖による「アルドース還元酵素」の活性

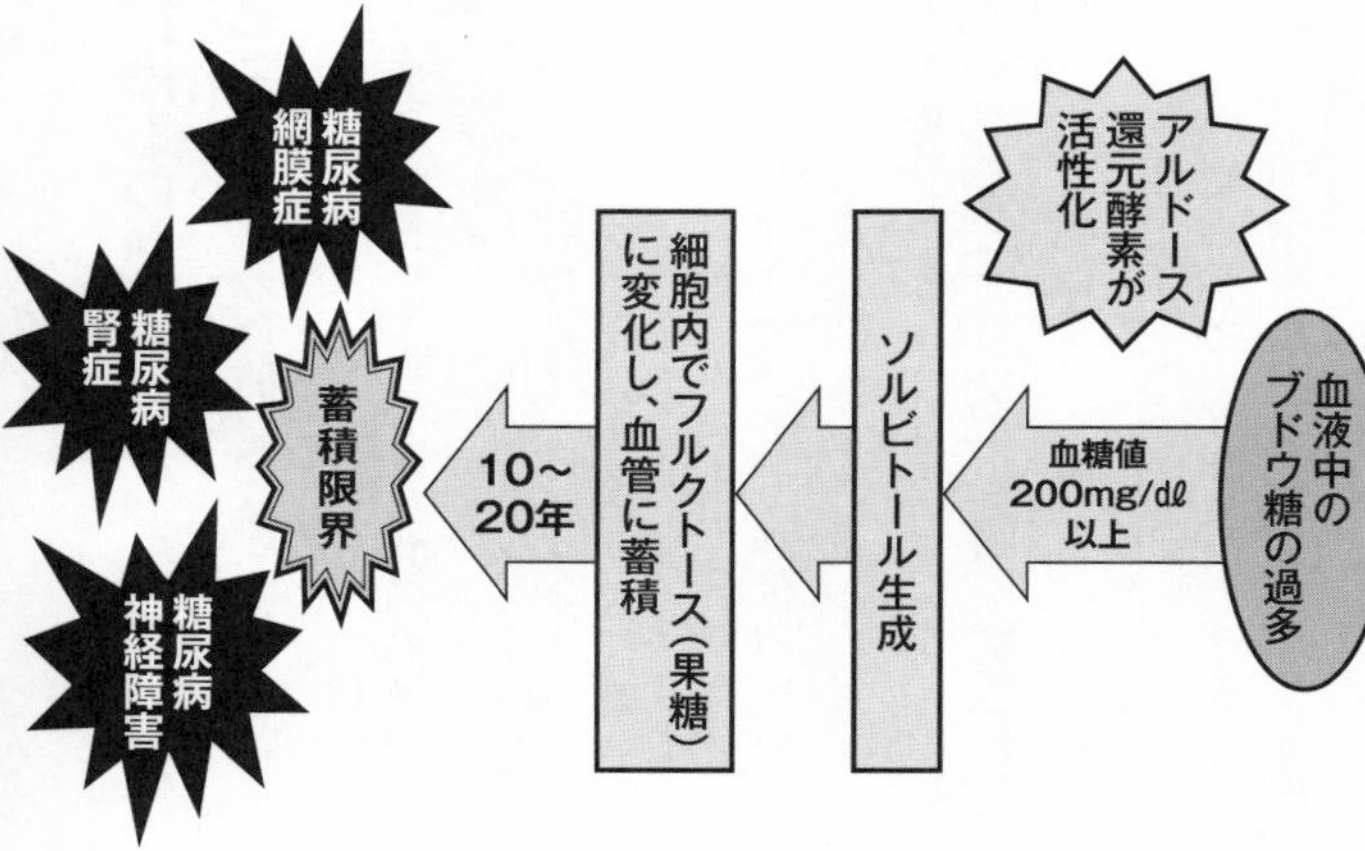

全身を襲う糖尿病の合併症

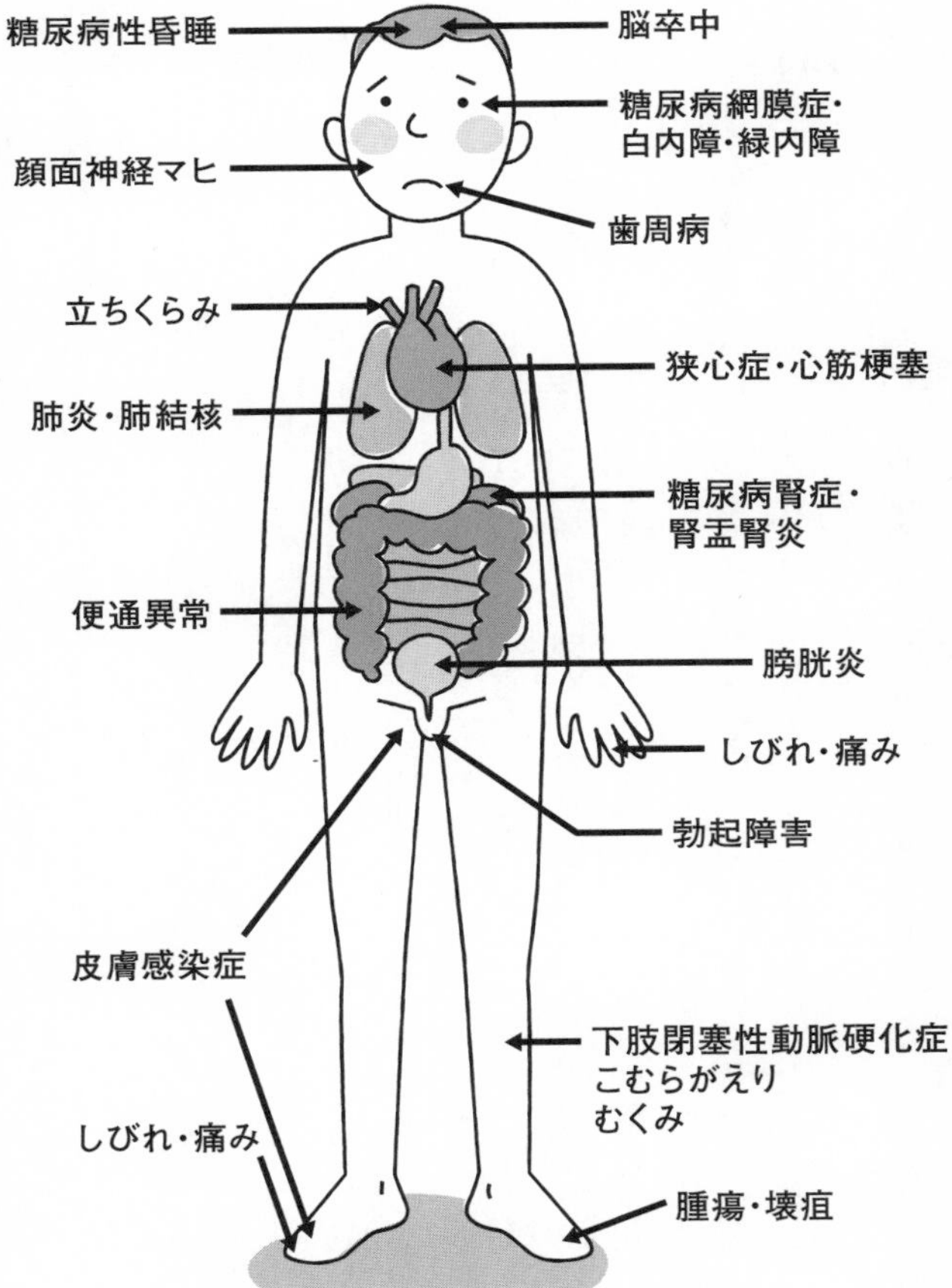

血糖値が高いときに表れる症状

糖尿病予備群、境界型や糖尿病の初期の段階では、ほとんど自覚症状がありません。そのため、生活習慣の改善や適切な治療を受けず、そのまま放置している人が大勢います。放置していると「サイレントキラー」の糖尿病は静かに確実に進行します。

厚生労働省の平成28年「国民健康・栄養調査」によると、現在、日本で「糖尿病が強く疑われる者」は約1000万人、「糖尿病の可能性を否定できない者」は約1000万人と推計されています。「糖尿病が強く疑われる者」のうち、現在治療を受けている人の割合は76・6％。40歳代男性では治療を受けている割合が他の年代よりも低くなっています。

また、厚生労働省の「人口動態統計の概況」では、平成27年1年間の糖尿病による死亡数は1万3327人、うち男性は7125人、女性は6202人と発表されています。

命にかかわるのは糖尿病の合併症が重症になってしまうためです。しかし取り返しがつかないほど重症化する前から、体は異変を知らせるサインを発しています。自分の体の声に耳を傾け、わずかな兆候を見逃さないことが、早期発見・早期対策につながり我が身を助けます。糖尿病を進行させないためにも、次のようなサインに気づいたら、誰にいわれなくても、早いうちに一度、専門医の診察や検査を受けるようにしてください。

糖尿病の代表的なサイン

次の自覚症状があると高血糖の状態が続いている可能性があります。

◎異常な食欲

血液中にブドウ糖が異常に増えると、インスリンが過剰に分泌され、食欲が増進します。食事で摂った糖分をうまくエネルギーに変えられない状態になっているので、食べても食べても、すぐにおなかがすきます。

◎よく食べるのにやせる

インスリンの作用不足で糖分をうまくエネルギーに変えられなくなると、体は不足するエネルギーの代わりに、筋肉や脂肪をエネルギーに変えようとします。こうなると、よく食べているのに急激にやせます。

◎尿の回数や量が増える

腎臓が過剰になったブドウ糖を処理しきれなくなり、尿と一緒に排出しようとするために、尿の回数や量が増えます。尿に多量の糖が含まれているので、**尿のにおいが甘ったるく感じる**ことがあります。

◎のどが渇く

尿の回数や量が増えて、体から多量の水分が排出されるので脱水症状を起こし、異様にのどが渇きます。「のどの渇き→大量の水分を飲む→尿が増える→のどの渇き」の状態がループでくり返される糖尿病の典型的な症状です。

◎体がだるい、疲れやすい

インスリンの作用不足で、糖分をうまくエネルギーに変えられないので、疲れがたまっているような感覚や、全身がだるいといった症状が出ます。**食後に猛烈な眠気に見舞われることも**多くあります。

合併症の代表的なサイン

次の自覚症状があると糖尿病が進行している可能性があります。

◎視力が落ちた、眼がかすむ

急に視力が落ちた、眼が疲れやすい、かすむ、メガネをかけてもよく見えないなどの自覚症状がある場合、**糖尿病網膜症の疑い**があります。

◎傷が治りにくい、化膿しやすい

体の抵抗力が落ち、傷が治りにくくなったり、化膿しやすくなったりします。

◎手足がしびれる

糖尿病神経障害のために知覚神経がダメージを受け、手足がジンジンしびれたり、ピリピリ痛んだりします。

◎立ちくらみ

糖尿病神経障害のために自律神経がダメージを受け、立ちくらみを起こしやすくなります。ほかに自律神経の乱れから、**多量の汗をかく**、**ほてり、冷え、便秘、下痢などの症状**が見られます。

◎足がむくむ

糖尿病腎症のために水分の排出がうまくいかず、足がむくみ、血圧が上がっていきます。

◎陰部がかゆい、水虫になる

体の抵抗力が落ちてさまざまな感染症にかかりやすくなります。女性はカンジタなどの真菌（カビ）などが繁殖して陰部に強いかゆみを感じるようになることも。水虫にかかりやすくなります。

血糖値は急激な上昇下降も問題

健康診断で「血糖値は正常」という結果が出たから一安心。これで血糖値のことは心配しなくても大丈夫！　と、考えている人に、ぜひ知っておいてほしい血糖値の気がつきにくい、やっかいな問題があります。

それは食後の血糖値の急激な上昇下降です。じつは糖尿病ではないはずなのに、**食後の短時間だけ血糖値が基準値を超えて、異常に急上昇する人がいるのです。**このような血糖値の上がり方を**「食後高血糖」、「血糖値スパイク」といいます。**また、**このような状態を「隠れ糖尿病」**とも呼びます。やっかいなことに血糖値スパイクが起こっているかどうか、はっきりとした自覚症状はありません。

また困ったことに、隠れ糖尿病は、おなかがすいた状態で血糖値を測定（空腹時血糖値）する健康診断では、なかなか発見されません。血糖値スパイクが起こる人では、食後1～2時間の血糖値が急激に高くなり、その後は正常値に戻ります。ですから、あえて食後1～2時間の血糖値を調べないと、血糖値スパイクが起きているかどうかわからないのです。

グラフに示されるように、健康な人では血糖値の1日の変化はゆるやかに上下します。

しかし、**血糖値スパイクが起こる隠れ糖尿病の人は、食後にのみ血糖値が切り立つ山のように急上昇**。このとき、140mg／dℓ以上の場合に、血糖値スパイクと判定されます。

血糖値スパイクが起こる隠れ糖尿病の状態は、糖尿病ではないはずの老若男女、あらゆる世代の誰にでも起こり得ると考えられています。その潜在的患者数は、約1400万人ともいわれています。

このような血糖値の異常な急上昇が起こる人は、毎日の食事のたびに、体中の血管が傷めつけられている心配があります。

血糖値スパイクが起こると、なぜ血管が傷めつけられるのか。それは**血糖値の急激な上**

食後に血糖値が急上昇する「血糖値スパイク」

（イメージ図）

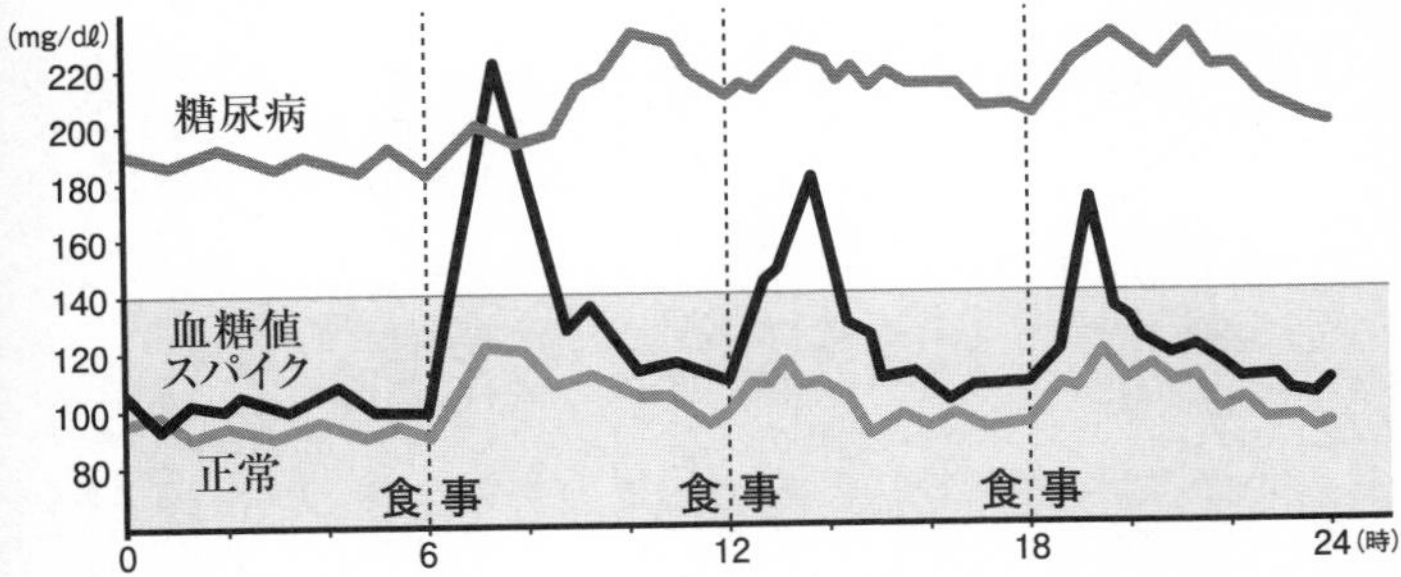

健康な人の血糖値の変化はゆるやかに上下している。血糖値スパイクが起きている人は、食後に、切り立つ山のように血糖値が急上昇。血糖値が140mg/dl以上に急上昇すると血糖値スパイクと判定される。

下により、細胞を傷つける有害物質の活性酸素が大量発生するからです。活性酸素で血管内の細胞が傷つくと、それを修復しようと免疫細胞が集まります。免疫細胞は血管壁の内側に入り込み、壁を厚くして血管の内側を狭めていきます。これが動脈硬化につながります。

血糖値スパイクが起きている人は、血管のあちこちで動脈硬化が起こっていると考えられます。動脈硬化が進むと、命にかかわる心筋梗塞や脳梗塞を発症するリスクが高まります。

また血糖値が急上昇するとインスリンが多量に分泌しますが、インスリンが多い状態の人の脳内では、「アミロイドβ」という物質の蓄積が進んでいる可能性が高くなります。この物質はアルツハイマー型認知症の原因ともされており、脳の神経細胞を死滅させる有害な老廃物です。加えてインスリンには細胞を増殖させる働きがあり、がん細胞の増殖も促すと考えられています。

ヘモグロビンA1cが重要

誰にでも起こりうる血糖値スパイク。果たして自分は大丈夫なのか？　はっきりわからないままでは心配です。じつは血糖値スパイクが起こっているかどうかの目安になる健康診断の項目があります。

血糖検査の血糖の項目のすぐそばに記載されている、ヘモグロビンA1cという項目を確認してください。このヘモグロビンA1cの数値が5・8％以上なら血糖値スパイクが起きている可能性が高いといわれています。5・6～5・9％なら、将来、糖尿病になるリスクが高め。6・1％以上で、糖尿病の疑いありとされています。

ヘモグロビンは血液の赤血球内のたんぱく質の一種で、全身の細胞に酸素を送る役割を果たしています。このヘモグロビンと血液中のブドウ糖がくっつくと、糖化ヘモグロビンという物質になります。ヘモグロビンA1cは、全体のヘモグロビンのうち糖化ヘモグロビンがどのくらいの割合で存在しているかを表したものです。

血液中の糖の濃度が高いと、つまり血糖値の高い状態だと、全体のヘモグロビンのうち糖化ヘモグロビンの割合は高くなり、ヘモグロビンA1cの数値は高くなります。ヘモグロビンはつくられてから壊されるまでの寿命が約120日。糖化したヘモグロビンは、赤血球の寿命が尽きるまで元に戻りません。また、ヘモグロビンA1cは、検査当日の食事や運動などからは影響を受けません。この性質を利用して、ヘモグロビンA1cの検査は、過去1～2か月前の血糖値のようすを反映するとされています。

また、糖尿病かどうかを確定するのは、人間ドックなどの項目にある「ブドウ糖負荷試験」です。この試験でも血糖値スパイクが発生しているかどうか、はっきりわかります。

太っていなくても糖尿病になる？

肥満度を表す指標として、世界共通の計算方法で国際的に用いられているのが、BMI（ボディ・マス指数＝体格指数）です。詳しくは、パート2で触れますが、計算式は、体重（kg）÷｛身長（m）×身長（m）｝です。日本肥満学会では、計算式から出た数値が18・5未満ならやせ型、18・5～25未満ならふつう体重、25以上を肥満と定めています。

BMIが25未満のふつう体重だったら、高血糖や糖尿病の心配はなしと思ってしまいがちですが、残念ながらそうとも限りません。肥満とまではいかないふつう体重の人でも、糖尿病になることが少なくないのです。その原因に余分な脂肪が関係しています。

内臓脂肪と異所性脂肪の過剰蓄積がもたらす高血糖

簡単にいうと「肥満は体に余分な脂肪がたまること」ですが、その余分な脂肪のたまる場所によって、「正所性脂肪」と「異所性脂肪」の2種類に分類できます。

正所性脂肪は、もともと脂肪をためるための脂肪細胞があって、そこに脂肪がたまっている皮下脂肪や内臓脂肪のことです。

皮下脂肪は飢餓に備えてエネルギーや栄養をためておくこと、また外部の衝撃から体を守るクッションとしての役割があります。皮下脂肪は皮膚の上から指でつまむことができ、女性に蓄積しやすい脂肪です。

内臓脂肪は内臓のまわりにたまり、ウイルスなどの異物が体の中に入っていくのを防ぐバリアのような役割があります。内臓脂肪は、食べすぎるとたまりやすい一方、食生活の改善や運動で比較的減らしやすい脂肪です。本来、皮下脂肪や内臓脂肪は、たまりすぎさえしなければ、私たちの体を守り保つために必要なものなのです。しかし、食べすぎや飲みすぎたときのポッコリおなかは、内臓脂肪の過剰蓄積が原因です。

内臓脂肪からは、パート4（152ページ）のTNF-αやレジスチンのようなインスリンの効きを悪くするホルモンを大量に分泌し、インスリン抵抗性糖尿病や脂質異常症、狭心症などのメタボリックシンドロームを起こします。したがって、内臓脂肪の過剰蓄積は危険です。

また、**異所性脂肪**は、**本来脂肪がたまるべきではない場所にたまった脂肪**のことです。皮下脂肪や内臓脂肪だけで収まりきらなくなった脂肪が、膵臓、筋肉、肝臓、心臓の血管周囲などに運ばれ、過剰にたまるものです。

日本人にはそれほど太っていないのに内臓脂肪や異所性脂肪がたまっている人が少なくありません。

その主な原因は、倹約遺伝子と食生活の欧米化です。

日本人は省エネ体質

アメリカ大陸のピマインディアンは、肥満や糖尿病がとても多い民族として知られています。彼らの遺伝子には、β3-アドレナリン受容体という遺伝子変異（Ｔｒｐ64Ａｒｇ）が、約30％と高い割合で見つかっています。β3-アドレナリン受容体は脂肪組織の脂肪を分解し、そのときにエネルギーを消費する熱産生を起こします。これが変異してしまうと脂肪の分解がうまくできなくなって糖尿病になりやすくなります。

このような変異を起こした遺伝子を倹約遺伝子と呼びます。

これは最小限のエネルギーで生命を維持したり、体を動かしたりできるようにして、余らせたエネルギーを体にためておく遺伝子です。

食料が少なくても生命を維持し活動できるので、倹約遺伝子があれば、燃費のいい省エネタイプの体になります。

我々の研究からも、日本人にはこのβ3-アドレナリン受容体遺伝子変異を持つ人が、

3人に1人の高頻度にいること。そして、この遺伝子変異を持つ人は基礎代謝量が、持たない人に比べ、200キロカロリー低下していることが明らかになっています。

(Yoshida T,et al : Lancet 36 : 1433-1434,1995)

日本の食生活は、昭和の高度成長期以降、欧米化されてきました。欧米の食事は油脂をたっぷり含み高カロリーです。倹約遺伝子を持つ省エネ体質だと、高カロリー食であふれた脂肪は内臓脂肪へ、そして異所性脂肪へと運ばれ、蓄積されやすくなります。

一方、アメリカ人に100kg、200kg台の体重の人が珍しくないのは、インスリンを出し続ける力が強く、皮下脂肪をため込みやすいからといわれています。**日本人は欧米人に比べ、皮下脂肪をため込みにくい体質で、インスリンを出し続ける力が弱く、過食で太り気味になり、10年もするとインスリンを使い切ってしまう人がほとんどです。**そのため**日本人は、さほど太っていないのに糖尿病などの生活習慣病になりやすい**のです。

内臓脂肪も異所性脂肪の代表ともいえる脂肪肝も、食事と運動で体重コントロールをすると比較的改善しやすいことがわかっています。

体内時計が乱れると血糖値が上がる

人や生き物の体には体内時計が備わっています。睡眠と目覚めのサイクルや、食欲、血圧、体温調節、ホルモン分泌などの周期パターンなどは体内時計でコントロールされ、そのおかげで、日々、健康にすごすことができます。

この体内時計が乱れると、さまざまな不調が起こります。**肥満症、高血圧、睡眠障害、季節性うつ病、そして血糖値も上がり、糖尿病になるリスクも高くなります。**

内臓が時差ぼけを起こす⁉

体内時計の乱れが起こる原因のひとつは、**睡眠が不規則**だったり、**睡眠時間が短すぎたりすること**です。また、**食事のタイミングがずれる**と体内時計にも乱れが出ます。

通常とは違ったタイミングで食事をすると、肝臓などの代謝にかかわる内臓は素早く稼働するので、その内臓自体の体内時計がずれてしまいます。するとほかの内臓との体内時計のタイミングがずれて、「時差ぼけ」のような状態が起こります。内臓は互いに情報を交換し合って働いているので、ずれが起こると体に負担がかかり、膵臓の働きも乱れ、血糖値が高くなることが動物実験（アメリカのノースウェスタンメディカルセンターのJoseph Takahashi博士らによる）で確かめられています。

【体内時計の合わせ方】

- ●朝、日光を浴びる
- ●朝、昼、晩の三食は規則正しく食べる
- ●昼寝は午後3時までに30分以内
- ●お茶やコーヒーは就寝4時間前までに
- ●夕食は就寝2時間前までにすませる
- ●お風呂は就寝1～2時間前にぬるめで
- ●部屋の照明は明るすぎないように
- ●寝酒はしない
- ●就寝前にスマートフォン、パソコン、テレビの画面を見ない
- ●毎日、軽い運動をする

長時間労働と睡眠不足で血糖値が上がる

「残業が月に45時間以上で睡眠時間が5時間未満」だった人は、「残業時間が月に45時間未満で睡眠時間が5時間以上」だった人と比べ、2型糖尿病の発症リスクが1・42倍に上昇することが国立国際医療研究センターなどによる職域多施設研究の調査でわかりました。

慢性的な睡眠不足になると空腹時血糖値が上昇し、基礎インスリン分泌能が低下し糖尿病を引き起こしやすくなることもわかっています。リスクが最も低いのは睡眠時間7～8時間、7時間未満や10時間を超えるとリスクは上昇します。忙しい日々で削られがちな睡眠時間ですが、質も量もしっかり確保することが大切です。

成長ホルモンと血糖値の深い関係

睡眠の質が高いと、脳下垂体から成長ホルモンが順調に分泌されます。成長ホルモンは思春期に最も多く分泌されますが、おとなになっても分泌され続け、炭水化物、たんぱく質、脂質の代謝を促進し、脂肪を分解し筋肉量を増やし、骨や皮膚の細胞再生を促し丈夫にする作用があります。日々、体のメンテナンスを担い、維持しています。

成長ホルモンは、全身の細胞に作用しＩＧＦ-１（インスリン様成長因子-１）という分子をつくります。ＩＧＦ-１は成長ホルモンの筋肉をつくる作用を促します。筋肉をつくるには多くのエネルギーが必要です。一方、人類は過去の飢餓にさらされてきた歴史から、エネルギー節約のためＩＧＦ-１による筋肉づくりを休ませようとするしくみがあり、成長ホルモンが出てもＩＧＦ-１をあまりつくらないようにして余ったエネルギーを脂肪として蓄えます。そして、飢餓状態になったときには成長ホルモンがたくさん分泌されます。成長ホルモンには脂肪を分解する作用があり、蓄えられた脂肪がうまく分解されエネルギーになります。このように成長ホルモンの分泌によって絶妙なバランスが保たれています。

ところが睡眠不足になると成長ホルモンの分泌が減ります。**成長ホルモンの分泌が足りないと代謝が落ち、脂肪がうまく分解されなくなり、メタボリックシンドロームや糖尿病につながってしまいます**。また**睡眠不足が2日間続くと**、食欲を抑えるホルモンのレプチンの分泌が減少し、食欲を増進するホルモンのグレリンの分泌が増えるため、**食べすぎて太りやすくなる**こともわかっています。こうなると、さらに血糖値が上がりやすくなります。**睡眠不足は**眠りそのものだけでなく、**血糖値にも大きな影響を与えている**のです。

column

オーラルケアも血糖値の上昇にかかわっている！

糖尿病の人の７～８割は歯周病にかかっており、合併症のひとつといわれています。糖尿病になると、唾液の分泌量が低下して口の中が乾きやすくなり、口の中が汚れやすくなります。また、高血糖の状態が続くと免疫力が低下するので炎症が進んで組織が壊れやすくなり、歯周病になりやすく治りにくくなります。さらに抵抗力も弱まるので、歯周病からやっかいな感染症を引き起こす危険性も指摘されています。

一方、歯周病になると糖尿病の症状が悪化する、逆に**歯周病治療をすると糖尿病も改善する**ということもわかってきています。歯周病と糖尿病は互いに影響を及ぼしあっているのです。歯周病菌は腫れた歯肉から血管内に侵入し、全身にまわります。血管に入った細菌はたいてい死滅しますが、内毒素というものを持つ**歯周病菌の死骸が残り、それが血糖値に悪影響を与えます**。血液中の内毒素は、脂肪組織や肝臓からTNF-αという物質をたくさんつくり出します。TNF-αは血液中の糖分の取り込みを抑える働きがあるので、その結果、血糖値が上がってしまうのです。毎日のていねいなオーラルケアと歯科の定期検診で歯周病を予防すれば、血糖値の上昇もしっかり抑えられそうです。

パート 2

薬を使わず血糖値を下げるポイント

面倒なカロリー計算は不要！

近年、やせるためにはカロリーよりも糖質に気をつけろといわれています。確かに、血糖値を上げるのは糖質です。かといって、カロリーも無視できるものではありません。なぜなら、体に摂り入れたカロリーよりも消費したカロリーのほうが少なければ、いくら糖質を制限しても、やはり太るからです。要はバランスです。

一般に、糖尿病患者さんへの食事指導は、カロリー計算から始まります。しかし、私の場合は違います。カロリー計算は不要。なぜなら、誰もが面倒なことはやりたがらず長続きしないからです。最初は頑張ってやせても、継続できずにリバウンドしてしまったら、インスリンの分泌量が大幅に減少するため、後戻りできない糖尿病になってしまいます。

2年間、アメリカで肥満治療について学び、帰国後、日本初といわれる肥満外来を立ち上げた当初のこと。まだ30代半ばだった私は、患者さんの診察後に、別室で栄養士さんから、それぞれの状態に応じた栄養指導をしてもらっていました。これは、標準的な治療法です。ところが、その方法で体重が減ったのは、私が診ていた患者さんのわずか17%。2割にも達しなかったのです。

カロリー計算をベースにした食事指導では、どうしても栄養士さん任せになってしまいます。それが間違いでした。まずは、私自身が患者さんと向き合い、どのような食生活を送っているのかを把握しなければいけなかったのです。そこで、積極的に患者さんと話すようにしたところ、多くの人が「栄養指導を守ればやせることはわかっているが、おなかが減って無理だ」と訴えたのです。

空腹感は大きなストレスになります。ましてや、それまで人並み以上に食べてきた患者さんに「空腹を我慢しろ」といったところで、長続きするはずがありません。継続してもらうためには面倒なカロリー計算なし、空腹感もなしでなければならないのです。

しかし、そんな方法があるのか——。私は日夜、考えました。

今、私が患者さんに推奨しているのは、**食事の前に生のキャベツを食べる、たんぱく質を必ず食べる、ごはんは軽く1膳、おやつは握りこぶし大の果物を1日に2つまで**。たったこれだけのシンプルなものです。最初の10分間、生野菜を食べることで、満腹中枢が刺激されるので、空腹感はありません。面倒なカロリー計算も不要なので、多くの患者さんたちが実践し、それを**継続することで、血糖値のコントロールに成功**しています。

ポイント1

自分の適正体重を知る

血糖値が高い人は、ほとんどが肥満傾向にあります。体が大きいことはキャラクターのひとつですが、「肥満症」となると別。肥満症は、専門医を受診して治療すべき病気です。

肥満とは体重が多いだけでなく、体脂肪が過剰に蓄積した状態です。肥満の判定には『BMI（ボディ・マス指数＝体格指数）』が用いられ、この数値が25以上で肥満。加えて**高血糖や高血圧、高コレステロール血症、狭心症やひざ痛、腰痛、睡眠時無呼吸症候群、脂肪肝といった症状が出てくれば、肥満症**と診断されるのです。

また、日本人では、BMI35以上を、高度肥満症と呼んでいます。日本人の40～59歳の男女を10年間追跡した国立国際医療研究センターの調査によると、**BMIが1㎏／㎡増えるごとに、2型糖尿病の発症リスクは17％上昇**するとされています。

BMIの計算法は次ページで紹介しますので、自分のBMIを算出してください。

BMIを算出するためには、体重を把握していなければなりません。ところが、肥

BMIの計算方法

体重（kg）÷｛身長（m）×身長（m）｝
＊BMI25以上が肥満

【例】170㎝で88㎏の場合

88（kg）÷｛1.7（m）×1.7（m）｝≒30.44
判定＝肥満

満の人は自分の体重を知らないどころか、そもそも自宅に体重計がないという人も少なくありません。

さて、あなたは、現在の自分の体重を知っていますか？

「最近、太ってきたなぁ」と思いつつも、いや、太ってしまったことを実感しているからこそ、その現実を受け入れたくなくて、体重計にのるのが怖い、だからのらないという人は少なくありません。

血糖値をコントロールするためには、自分の体がどのような状態なのかを知ってください。つまり、体重が正常の範囲内なのか、少し太っているのか、太りすぎているのか、現実と向き合う必要があるのです。

肥満症や糖尿病にならない、進行させないためには、まず、体重計を購入すること。

そして毎日体重をはかり、自分の体の現実と向き合う習慣をつけてください。

肥満と体脂肪は大いに関係があるので、できれば体組成計を購入して、体脂肪率も把握しておくことをお勧めします。

体重を2～3kg落とすだけで血糖値はすぐ下がる

肥満の人は、どのくらい体重を減らせばよいのか。

今の体重の3％減らすだけで、血糖値は下がります。

私は5万人を超える患者さんを診てきましたが、そのうちの1万人の肥満症患者さんの治療において、多くの患者さんの血糖値が改善していくのをたくさん見てきました。たとえば、現在のあなたの体重が100kgであれば3kg、80kgなら2・4kg減らすだけでいいのです。

また、体重を3％減らせば、ヘモグロビンA1cも基準値に近づき、糖尿病を改善することができます。**さらに15％も減らすことができれば、初期の糖尿病なら正常値に戻すことも可能**です。

パート1でも解説しましたが、糖尿病を放っておくと、眼底出血を起こして失明の危機にさらされたり、腎臓の機能が低下して人工透析が必要になります。そして足に神経障害が出れば、切断しなければならなくなります。

ただ、これらは薬でコントロールすれば避けることも可能です。しかし、もっと恐ろしいのは、血糖値・コレステロール値・血圧・体重の4つをコントロールしなければ防げない、動脈硬化や心筋梗塞、脳卒中です。これらは何の前触れもなく突然起こることが多く、重度な後遺症が残ったり、命にかかわることもあります。

投薬によって、高くなった血糖値や血圧、コレステロール値を低く抑え込むことができたとしても、体重をコントロールできなければ、糖尿病が引き起こすさまざまな合併症の危険におびえながら生活しなければなりません。

くり返しますが、糖尿病と診断されている人でも、ＢＭＩ25以上の肥満歴が10年以内であれば大丈夫です。**体重を3%減らすだけで、血糖値を下げ糖尿病をよくすることはできます。**

ポイント2
薬を使うことを当たり前にしない

医学が進歩し、糖尿病と診断された人であっても、薬で血糖値をコントロールすることができるようになりました。糖尿病患者さんに使われる薬の種類はさまざまですが、その主な働きはインスリンの分泌を促進する、インスリンの働きをよくする、血液中に糖が増えすぎないように促すなどです。

薬でコントロールできるなら、食事療法や運動など必要ない、そう考える人もいるでしょう。しかし、それは短絡的すぎます。薬には副作用があります。たとえば、血糖値が高くない場合でも血糖値を下げてしまい重篤な低血糖を招く危険性があるものや、血糖値は下げても食欲亢進を引き起こし、体重を増加させて肥満を招くものも多いのです。

そして、いうまでもなく薬にはお金がかかります。しかも、決して安いものではありません。高齢化社会に突入し、これからますます国民健康保険への加入率が上がります。薬だけに頼っていたのでは、そのツケが保険料や税金として自分たちに跳ね返ってくるのです。生活習慣病である糖尿病は自分でまいたタネなので、医療費や薬代を自分で負担するのは当然ですが、私たちの子孫の負担をも大きくすることになってしまいます。未来ある若い世代にそんな負担をかけないためにも、食生活の改善と運動に取り組んでほしいのです。

中高年になったら基礎代謝が落ち、若いころと同じ食生活や運動量では健康な体を維持することはできません。体重は増えて、血糖値も上がります。血糖値を上げていたこれまでの生活習慣を改善しないまま、**薬だけに頼っていたのでは、血糖値を良好な状態に保つことはできません。**逆に、**今、薬を飲んでいる人であっても、生活習慣を改善し、血糖値のコントロールがうまくできるようになれば、だんだん薬を減らしたり、薬を飲まなくてもすむようになる**のです。

しかし、血糖値は常に変動するものです。数値がよくなり、いったん薬が不要な状態になったとしても、油断して元の生活に戻ると、体重も血糖値も増加してしまいます。冒頭の「はじめに」でもいいましたが、このリバウンドを招くと、以前よりも悪化して、元の状態には戻れなくなってしまいます。

血糖値を良好な状態にコントロールするためには、食事の改善と運動を日常生活の習慣に取り入れて、それを継続すること。それが、**薬に頼る必要のない、健全な毎日をつくるベースとなる**のです。

〝本気のやる気スイッチ〟を入れる

「糖尿病の合併症は怖いけれど、まさか自分はそんなことにならないだろう」「痛くもかゆくもしんどくもないし、もう少し数値が上がってからでも大丈夫だろう」漫然とそう思っている人は、その根拠をいえますか?

薬に頼らずに血糖値を下げるためには、本人が〝本気でやる気〟になる必要があります。逆に、本人が意志を固めれば、それほど大変なことではありません。たった2~3kgやせればいいのですから。ここでいちばん重要なポイントは〝本気のやる気〟であるということ。「とりあえず」や「なんとなく」始めたのでは長続きしません。

本気でやる気のスイッチを入れるために、まず、今の自分がどんな生活をしているのかを客観的に見て、そのメリットとデメリットを書き出してみてください。メリットとは、今の生活で楽しいこと、楽なこと、快適なことです。デメリットとは、つらいこと、面倒なこと、損なことです。

メリットとデメリットが出そろったら、このままの生活を続けた場合、これから自分の身にふりかかってくる影響、デメリットについて、目をそらさずによく考えてみてください。そうすれば、〝本気のやる気スイッチ〟が入るはずです。

メリット・デメリットを書き出してみる

メリット例

●食べるとストレスが解消される

●お酒を飲むとよく眠れる

●ラーメンの食べ歩きは週末の楽しみ

●甘いものを食べると幸せを感じる

●ご馳走は自分へのごほうび。明日も頑張ろうと思える

●うどんとカツ丼のセットは、おなかいっぱいになって得!

●お菓子を口に入れると禁煙できる

●血糖値は高めだが、まだ糖尿病とは診断されていない

デメリット例

●病院に行って薬をもらうと、お金と時間がかかる

●糖尿病の合併症が怖い

●疲れやすく、体の不調が増えた

●大きなサイズのコーナーでしか服が買えない

●足が痛くて出かけるのがおっくう

●食費がかかる

●太ったままだと彼女（彼氏）に結婚してもらえない

●子どもも肥満気味で、健康が心配

ポイント3

〝吉田式食前キャベツ〟で血糖値を下げる

薬を使わずに、そして患者さんにストレスや空腹感を与えずに、血糖値を下げるにはどうすればいいか?

いい換えれば、おなかいっぱい食べてもカロリーオーバーせずに、体重を減らしてもらうにはどうすればいいか?

患者さんたちと接しながら考え続け、私自身が実際にいろいろ試した結果、たどり着いたのが「食前にキャベツを食べる」という方法です。

カロリーが低くておなかにたまるものといえば、野菜です。にんじんやきゅうり、レタスなど、さまざまな野菜で試したところ、生のキャベツを食べたときに、かなりの満足感が得られたのです。

しかし、私の主観だけで患者さんに勧めても、患者さんが満足して継続できなければ、治療法として失敗です。そこで、医学部の学生たちに協力してもらい、実験してみることにしました。食前にさまざまな野菜を食べてから、その後ふつうに食事をしてもらう。これを5日間、実践してもらったのです。

実験に用いた野菜はキャベツ、レタス、トマト、きゅうり、玉ねぎで、満腹感の順位をつけてもらったところ、私と同様、やはり生のキャベツがいちばん満足できるという結果でした。そして、どのくらいの時間をかけてどのくらいの分量を食べるか、どのような切り方がよいかなど学生たちと検討を重ねていき、「食前にキャベツ1個の6分の1をザク切りにして食べる」という食事療法にたどり着いたのです。6分の1個で約200gです。

アメリカで肥満治療について学び、帰国して肥満外来を立ち上げた直後は食事指導を栄養士さん任せにしていたため、減量に成功する人は2割にも達しませんでした。しかし、この〝吉田式食前キャベツ〟を取り入れるようになってから成功率は激増。私が担当する9割以上の患者さんが体重を減らし、血糖値を下げることに成功しています。

具体的な方法は次に紹介する通りです。

実践! 〝吉田式食前キャベツ〟

①毎食前に生のキャベツ6分の1個を食べる

食べるキャベツの分量は、1食につきキャベツ1玉の6分の1（約200g）が目安です。1日3食分を合わせると、1日でキャベツ半分になります。朝昼晩の3食以外にも、**小腹がすいたときやおやつ代わりに食べてもOK**です。

②5㎝角に切る

キャベツは5㎝角のザク切りにします。包丁を使うのが面倒なら、5㎝を目安に手でちぎってもかまいません。**このくらいの大きさが、かみごたえを出すのに最適**で、飲み込めるようになるまで自然とゆっくり食べる習慣がつき、**早食い防止にも効果を発揮**します。

歯が悪い人や高齢者の場合、ザク切りでは食べにくいという人もいるかもしれません。その場合は千切りにしてもかまいませんが、**ゆっくり食べること**を心がけてください。

③10分間よくかんで食べる

キャベツは生のまま味つけせずに、10分間かけて、ゆっくりよくかんで食べます。これがいちばん効果的です。どんなにおなかがすいていい

5㎝角のザク切り　キャベツ1食1/6（約200g）

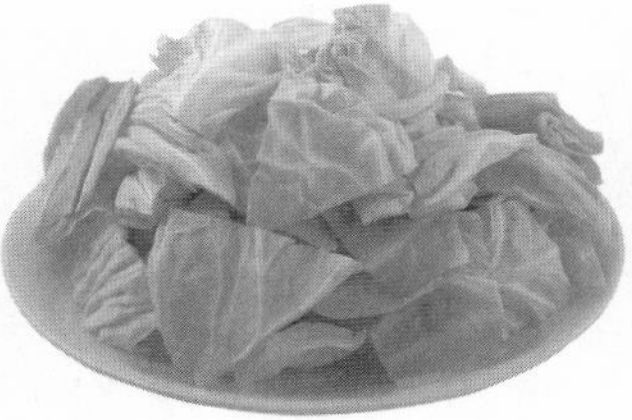

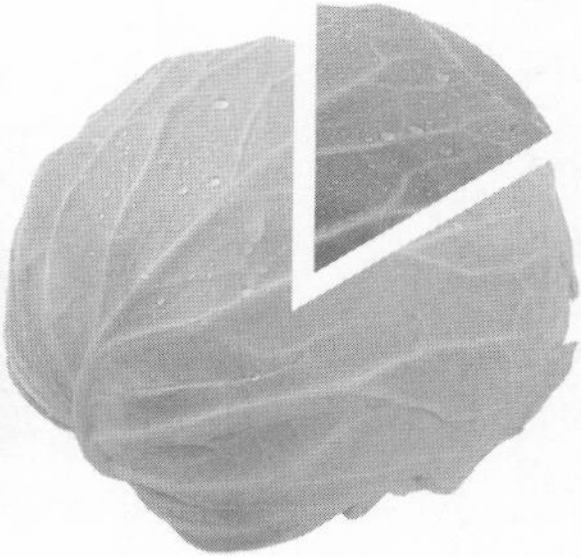

ても、早食いはしないでゆっくり味わってください。

〝吉田式食前キャベツ〟のポイントは、以上の3つだけです。

生のキャベツは、レタスやほうれん草などの葉もの野菜のなかでも、かみごたえがあります。このため、**キャベツ6分の1個を食べるには10分以上かかります**。その結果、**満腹中枢が刺激され、満足感が得られる**のです。もちろん、彩りも考えてキャベツと一緒にトマトやきゅうり、レタスなども大量に食べてかまいません。また、生野菜を最初に食べる意義は、ビタミンCが大量に摂取でき、シワにならずにやせられること。さらには、食前に野菜を食べて、胃腸の粘膜に食物繊維を張りつけ、その次に食べるおかずやごはんの吸収を遅らせ、血糖値の上昇を抑制できるからです。

味つけするときはスプレータイプの容器で

生のキャベツに飽きてしまい、継続できないのでは意味がありません。**飽きたときには、薄味なら味つけしてもかまいませんが**、その際、**カロリーと塩分には気をつけてください**。私はノンオイルドレッシングを勧めていますが、ノンオイルドレッシングの中には、塩分が高いものもあるので、表示をよく見て選ぶようにしたいものです。

ノンオイルや低カロリーのドレッシングやタレは、スプレータイプの容器を使うと、一度に大量に偏ってかかることもなく、少量でしっかり味がつくのでお勧めです。レます。モン汁、青じそ風味、梅風味、ポン酢など、好みに合わせて使うとおいしく食べられます。

なお、スプレータイプの容器は100円均一ショップなどで入手できます。食前キャベツの味つけだけでなく、しょうゆを入れておいて、刺身やお寿司を食べる際に使えば、塩分の摂りすぎ防止にもなります。また、油を入れておいて炒めものの際に使えば、カロリーの摂りすぎを防いでくれます。

濃い味や高カロリーは、食べすぎ、肥満への入り口ですから、体重を減らして血糖値を下げるために、購入しておくことをお勧めします。

キャベツの代わりは温野菜

食前にキャベツを10分かけて食べてもまだおなかがすいているとき、キャベツが入手できないときなどは、ビタミンCは失われますが、加熱調理した温野菜を食べるようにします。**口さびしいとき、小腹がすいたときには、**つい甘いものに手が伸びてしまいがちですが、そんなときは**温野菜を食べてください。**

野菜は加熱しても低カロリーなので、温野菜も空腹感が落ちついてくるまで、好きなだけ食べてかまいません。たんぱく質や炭水化物を食べる前に温野菜を食べることで、生のキャベツ同様、**血糖値の急上昇やカロリーオーバーを防ぐ**ことになります。

温野菜にする場合は、葉もの野菜や根菜など糖質の少ないものを選ぶこと。葉もの野菜なら小松菜、ほうれん草、水菜、春菊、チンゲン菜など。根菜は大根、かぶ、ごぼう、れんこんなどです。季節ごとの旬のものが栄養価も高く手軽に購入できます。もやしや豆苗などは一年中出まわっていて、しかも安価なので、家計の強い味方になります。

野菜の中では、**いも類、かぼちゃ、トウモロコシは糖質が多いので控えます。**

温野菜の調理法は、薄味で煮るか蒸します。

煮る場合は、だしに少量の塩かしょうゆを加えて煮ます。少量の油揚げやちりめんじゃこなどを加えると旨味が増しておいしくなります。

火の通りの早い葉もの野菜はさっと蒸します。蒸し器がなくても、フライパンで蒸すことができます。また、電子レンジを使えば、かぶやれんこんなども手軽に調理できます。

いずれも常備菜として数日分をつくり置きしておけば、忙しいときや、小腹がすいたときにいつでも食べられるので便利です。

なお、いくら野菜でも油脂を使った炒めものにすると、カロリーが高くなってしまうので避けてください。

ポイント4
三大栄養素はきっちり摂る

ふだん、私たちが口にしている食べものには、さまざまな栄養素が含まれています。パート1でも触れましたが、そのうち「たんぱく質」「糖質」「脂質」は三大栄養素と呼ばれ、私たちが体を動かしたり、生命を維持したりするために、欠かすことのできないエネルギー源です。血糖値を下げるために、肥満症や糖尿病の患者さんに対して私が指導している食事法は**「食事の前に生のキャベツを食べる」「たんぱく質を必ず食べる」「ごはんは軽く1膳」、「おやつは握りこぶし大の果物を1日に2つまで」**というシンプルなものです。

ただ、これを曲解してはいけません。つまり、「たんぱく質はいいのだ」と必要以上に食べすぎたり、「炭水化物は少なければ少ないほど、早くやせられていいだろう」と、主食のごはんやパンをまったく食べなかったりする人がまれにいるのです。

無理なダイエットや偏食は血糖値を下げるどころか、体調を崩す原因になってしまうので注意してください。

毎日、何気なく食べているものですが、三大栄養素の役割や大切さについて、ここで今一度、認識しておきましょう。

筋肉や骨などをつくる「たんぱく質」

たんぱく質は、筋肉や骨、皮膚、臓器、毛髪、血液など、体をつくる原料となる栄養素で、約20種類のアミノ酸が結合してできています。

たんぱく質を構成するアミノ酸は20種類ありますが、そのうちの**9種類は「必須アミノ酸」と呼ばれ、体内で合成することができないため、食べものから摂取する必要があります。**肉や魚、卵などに含まれる動物性たんぱく質、大豆などに含まれる植物性たんぱく質は必須アミノ酸をバランスよく含んでいる良質のたんぱく質といえます。

減量中でも、女性の場合、1日70g、男性の場合80gのたんぱく質（実質量）を食べてほしいもの。1日分として説明すると、女性は牛乳200㎖＋卵1個＋魚80g（刺身5切れ）＋肉80g（薄切り肉4～6枚）＋豆腐半分に匹敵します。食べる量についてはポイント7で詳しく述べます。スーパーなどで販売されているものには、容量が表示されていますから、自分ではかるのが面倒なときには、それを参考にしてもいいでしょう。

体や脳の活動に欠かせない「糖質」

糖質は炭水化物に含まれる成分で、ごはんやパンなどの主成分であるでんぷんや、甘味料として利用されるショ糖、果物に含まれる果糖などがあります。

体内で消化・分解された糖質はブドウ糖となり、腸から吸収されて肝臓に送られ、血液の流れにのって体の各組織に運ばれます。このブドウ糖が、**体や脳の活動に欠かせないエネルギー源となる**のです。

体内で**ブドウ糖が過剰になると、グリコーゲンとして肝臓や筋肉に蓄えられます**。蓄えられたグリコーゲンは、食事と食事の合間や睡眠中など必要に応じてブドウ糖に変化し、エネルギー源として血液中に供給されます。

ただし、グリコーゲンを蓄えることができる量には限界があるため、**糖質を過剰に摂取すると、余ったブドウ糖は脂肪に変化して蓄積**されます。このため、**必要以上に糖質を摂取すると肥満になる**のです。

逆に、食事を抜くなどして糖質が不足すると、血液中のブドウ糖が少なくなり、脳も体もエネルギー不足となってしまいます。その結果、疲れやすい、イライラする、集中力が欠けるなどの不調を引き起こします。

脳を正常に機能させる「脂質」

脂質は三大栄養素のなかでも熱量が最も高いエネルギー源なので、摂りすぎると肥満の原因になります。ただ、エネルギー源となるだけではなく、脳を正常に機能させる、食事の消化・吸収、脂溶性ビタミンの吸収を促す、臓器や神経、骨などを守る、体温を正常に保つなど重要な働きもするため、私たちの体にとって欠かすことのできない栄養素です。

脂質は大きく分けると、「飽和脂肪酸」と「不飽和脂肪酸」の2種類あります。**動物性脂肪に多く含まれている飽和脂肪酸は、人間の体内でも合成することができる**ので、**過剰に摂取すると、動脈硬化や心疾患などのリスクを高める**ので注意が必要です。

不飽和脂肪酸は「単価不飽和脂肪酸」と「多価不飽和脂肪酸」に、さらに多価不飽和脂肪酸は「n-6系脂肪酸」（リノール酸など）と「n-3系脂肪酸」（α-リノレン酸など）に分けられます。それぞれの脂肪酸は、私たちの体に健康効果をもたらす働きをしますが、いずれも高カロリーなので、摂りすぎには注意しなければなりません。これらの脂肪について詳しくは、パート3（126〜127ページ）で説明します。

それぞれに働きが違いますから、ポイント7で紹介するバランスを守って、偏りのないように食べてください。

ポイント5
砂糖と炭水化物には注意

野菜はいくら食べてもかまいませんが、注意しなければならないのが糖質を多く含んだ炭水化物です。じつは日本人は炭水化物を多く摂る傾向にあります。

血糖値を上げるのは、食べものに含まれている糖質です。このことは医学的に解明されていて、すでに広く知られています。

私の診察室をはじめて訪れる患者さんの多くは、次にあげるような、糖質過多の食生活を送ってきた人ばかりです。

《血糖値を上げる食生活の例》

・ごはんを何杯もお代わりする。
・夏はそうめんや冷や麦ばかり食べている。
・ラーメンは大盛り、あるいは替え玉を追加する。
・ケーキの食べ放題バイキングが大好き。
・厚切りの食パンに、ジャムをたっぷりつける。

・まんじゅうやケーキは別腹と、毎食後食べる習慣がある。
・ハンバーガーショップのフライドポテトは、いつもLサイズ。
・そば屋では麺と丼物のセット、ラーメン屋でも麺と炒飯のセット注文が当たり前。

こういった食生活を送っていれば、間違いなく血糖値を上げ、肥満を招きます。体内に取り込まれた糖質は、血糖値を上げたあとインスリンによって脂肪に変えられ、体にため込まれてしまいます。このため、血糖値を上げない、太らないためには、糖質をできるだけ摂らない食生活を心がける必要があるのです。

血糖値を上げる糖質を多く含む食品

以前、テレビ番組の街頭インタビューで、「今日、野菜を食べましたか?」と聞かれた若い女性が、「はい、ポテトチップスを食べました」と答えていました。

確かにポテトチップスの主原料であるじゃがいもは、野菜です。しかし、じゃがいもは糖質を多く含む野菜です。しかもポテトチップスとなると油で揚げてあるものが多く、脂質も塩分も多量に含むため、カロリーオーバーで太る、高血圧を招くなどのリスクを高める食べものといえます。

血糖値を下げるためには、糖質を多く含む食品を知り、それらを摂りすぎない食生活を送る必要があります。

糖質を多く含む食べものは、日本人の主食のごはん、麺類、パン、餅などです。いうまでもなく、砂糖は糖質のかたまりです。

また、先に述べたじゃがいもやさつまいもなどのいも類は野菜ですが、糖質が多いので注意が必要。トウモロコシやかぼちゃも糖質が多い野菜です。

おやつでは、甘いケーキやまんじゅうなどに砂糖や小麦粉が多量に使われていることは説明するまでもありませんが、注意すべきは、甘くないおやつです。せんべいやスナック菓子にも気をつけてください。

せんべいやスナック菓子は、原材料の多くが米や小麦粉、じゃがいもやトウモロコシなどです。成分表示をよく確認しないと、油を使っていることもあります。甘くないから大丈夫だろうと高をくくっていると、血糖値はグンと上がってしまいます。

もうひとつ、注意すべきはお酒です。お酒の原材料も米や麦など、糖質を多く含んだ穀物がほとんどです。生ビールを含む淡色ビール（500㎖）、酒1合は、ごはん1膳と同じ200キロカロリーです。**糖尿病の患者さんは、「主食大好き」「お菓子大好き」「お酒大好き」**の、いずれかに当てはまる人が非常に多いものです。

糖質を多く含む食べもの

食品名	糖質量（g）	食品名	糖質量（g）	食品名	糖質量（g）
今川焼き 1個90g	41.9	いもかりんとう 1本5g	3.4	揚げパン 1個70g	29.2
カステラ 1切れ60g	37.6	かわらせんべい 1枚10g	8.3	あんぱん 1個100g	47.5
あん団子 1本80g	35.4	揚げせんべい 1枚15g	10.6	カレーパン 1個100g	30.7
みたらし団子 1本80g	35.9	しょうゆせんべい 1枚15g	12.1	クリームパン 1個100g	40.2
くずもち 一人分50g	11.3	コーンスナック 1袋70g	45.0	ジャムパン 1個100g	52.7
桜餅（関東風） 1個50g	25.9	ポテトチップス 1袋60g	30.3	チョココロネ 1個90g	37.4
あんまん 1個90g	43.7	ハードビスケット 1枚10g	7.6	メロンパン 1個100g	58.2
肉まん 1個90g	36.3	プレッツェル 1個10g	6.6	デニッシュペストリー 1個100g	40.1
練りようかん 食べ切り 1本60g	40.1	ミルクチョコレート 1枚50g	26.0	アップルパイ 1切100g	31.4
飴 1個5g	4.9	糖衣ガム 1粒2g	2.0	ホットケーキ 1皿150g	66.2

ごはんと野菜の糖質の量（ごはん1膳120gとしたときの量）

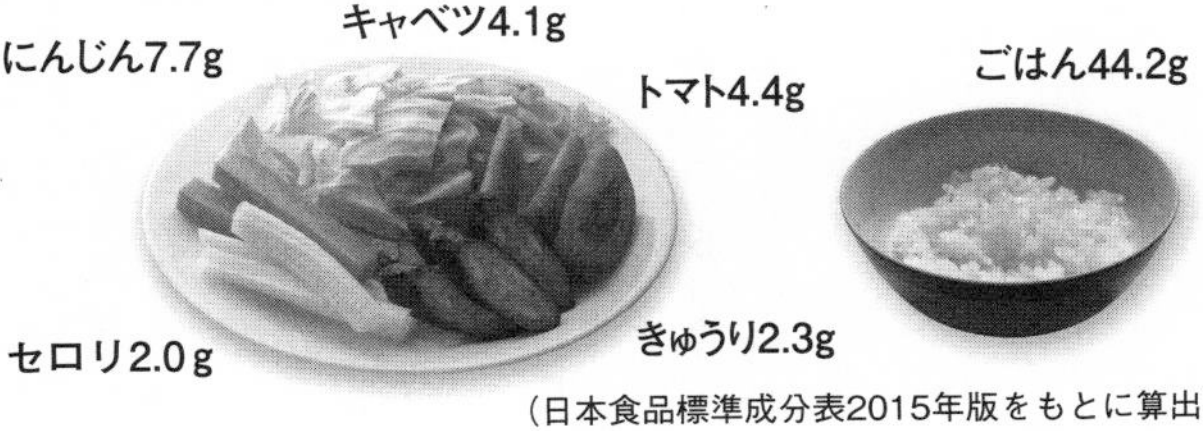

にんじん7.7g
キャベツ4.1g
トマト4.4g
ごはん44.2g
セロリ2.0g
きゅうり2.3g

（日本食品標準成分表2015年版をもとに算出）

ポイント6
食べる順番を変える

糖質を多く含む食べものの代表ともいえるのが、日本人の主食であるごはんです。空腹時にいきなりごはんを食べると、たとえ少量であっても血糖値が急上昇します。朝昼晩、三度の食事は、ほとんどの人が空腹で食卓に向かうことでしょう。そこで血糖値を下げるために身につけてほしいのが、食べる順番です。

食前に生のキャベツを食べたら、「サラダや煮物などの野菜」➡「たんぱく質（肉・魚・大豆）」➡「ごはん」➡「汁物」の順で食べる習慣をつけてください。食事をすれば必ず血糖値は上がりますが、この順番であれば、上がり方をゆるやかにすることができます。

空腹時、最初に生のキャベツや野菜を食べることで、ポイント3でも述べましたが、食物繊維が胃腸に張りつきます。食物繊維には糖分を吸着する働きがあり、体が必要とする以上の糖分は食物繊維に吸着され、便として排泄されます。このため、同じ食事内容でも、血糖値の上がり方がゆるやかになるのです。

また、生のキャベツはかみごたえがあり、よくかまなければ飲み込むことができません。10分間かけてよくかんで食べることで満腹中枢が刺激され、食べすぎ防止にもつながります。

血糖値を上げない食べ順

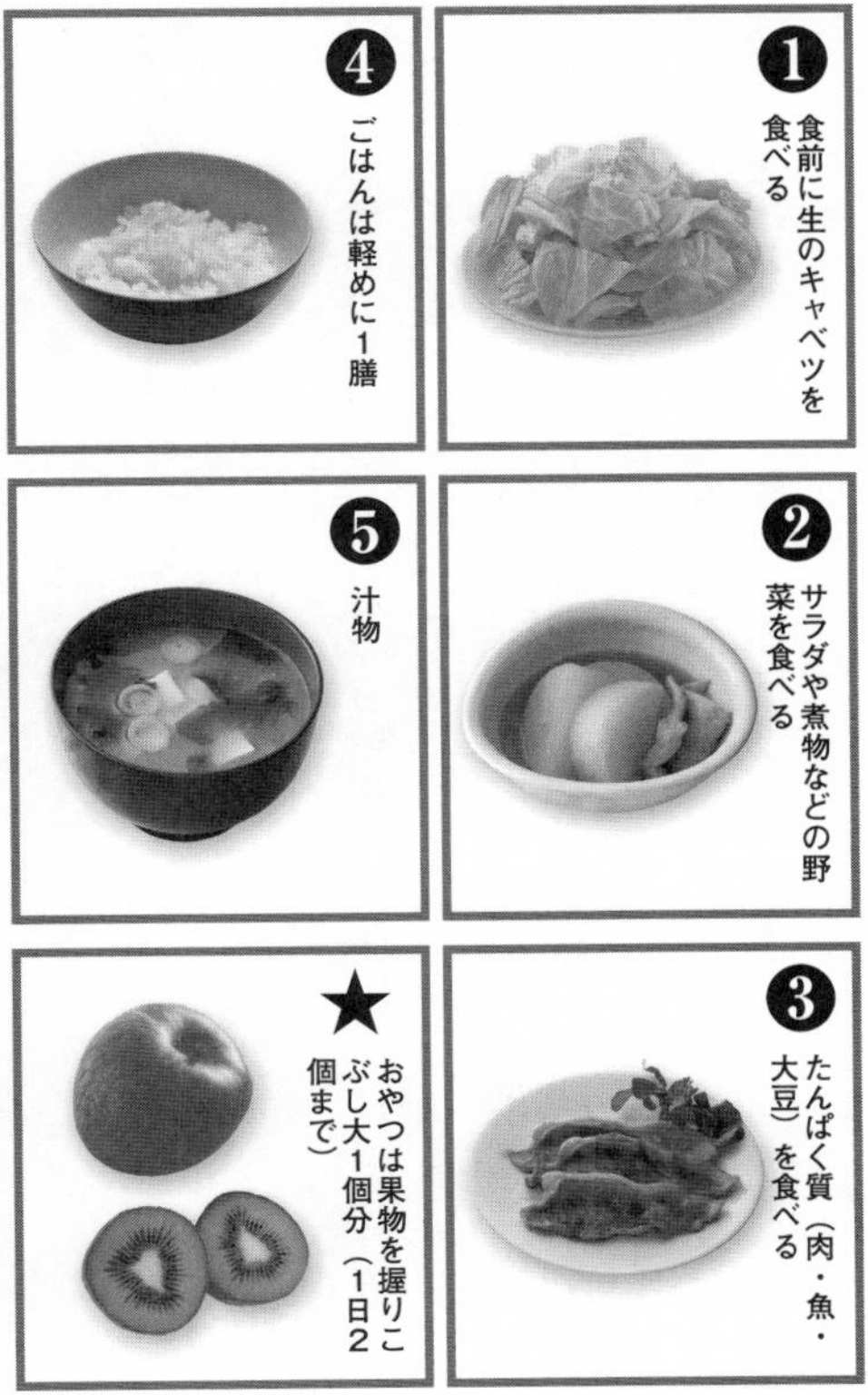

1
食前に生のキャベツを食べる
2
サラダや煮物などの野菜を食べる
3
たんぱく質（肉・魚・大豆）を食べる
4
ごはんは軽めに1膳
5
汁物
★
おやつは果物を握りこぶし大1個分（1日2個まで）

ポイント7
1日の食事量の目安を覚える

面倒なカロリー計算や、空腹を強いるつらい制限がない。〝吉田式食前キャベツ〟を筆頭に野菜ならいくら食べてもいい。そればかりか肉や魚、ごはんも食べていい。

薬を使わず血糖値を下げるために私が推奨している〝吉田式食前キャベツ〟は、非常にゆるやかな生活改善なので、ストレスを感じることなく長く続けることができます。食事は毎日3回のことなので、長く続けやすいというのは大きなメリットです。

野菜、肉、魚、卵、大豆、乳製品、穀類、きのこや海藻類、果物など、多品目からさまざまな栄養素を摂ることで、健康な体はつくられます。このため、血糖値の上昇を防ぎ、健康な体を保つには、いろいろな食品をバランスよく食べることが大切です。そのためには、キャベツ以外に1日に食べる食品の量を覚えておく必要があります。いくら〝吉田式食前キャベツ〟に挑戦しても、ごはんや肉を食べすぎて、うまくいかないケースがあるからです。キャベツや温野菜以外に、何をどれくらい食べればいいいか、知っておいてください。

1日に必要な食事の量を知る

1日の食べる量を覚えるために、はじめに一度、食品ごとに1食分の量をはかって調理してください。できた料理は、ひとり分ずつ器に盛りつけます。そして、ひとり分のキャベツ、主菜、副菜、主食、汁物、果物を食卓に並べ、それがどのくらいの分量か、大きさか、数かをしっかりと記憶してください。

それまで家族全員分を大皿盛りにして、取り分けて食べていた場合は、その習慣は改めてください。大皿にはしを伸ばしていると、自分が食べた量がわからず、ひとり分よりオーバーしてしまいます。

きちんと計量した「適正なひとり分の量」を把握できるようになったら、次の調理からはかる必要はありません。最初に把握した「適正なひとり分の量」を自分の器に盛りつければいいのです。

しかし、毎日続けていくと、人間誰もが少しずつ自分に甘くなっていき、数週間も経つと、自覚がないまま、最初に計量した量よりも多めに盛りつけているというパターンに陥りがちです。たとえば毎週日曜日などと日を決めて定期的に計量し、「適正なひとり分の量」を守り続けることが大事です。

調味料にも気をつける

食事に際し、食べる分量や食材に加えて注意しなければならないのが「味つけ」です。肥満や糖尿病の人は血圧が高いことが多いので、糖分や塩分をできるだけ控えた薄味を心がけてください。

砂糖は使わず、人工甘味料に切り替え、みそやしょうゆ、ソースなどは減塩タイプを選ぶようにします。しょうゆやソースは小皿に取ってつけ食べにする、スプレータイプの容器に入れて利用するなど、使用量を減らす工夫をしてください。

サラダ油、ごま油、バター、マーガリン、ラードなどはカロリーが非常に高いので、ごく控えめにします。油もスプレー容器を使えば少量でまんべんなく広がるので、量を減らすことができます。ドレッシングはノンオイルを選んでください。

顆粒状の化学調味料には塩分が多く含まれているのでなるべく使わず、カツオ節や昆布で天然だしを取る、鶏ガラでスープを取ることをお勧めします。最近では、これらが一袋に詰まった無添加の減塩だしも売られています。レモン汁、酢、ハーブ、香辛料などをうまくプラスすると薄味でも風味豊かになります。そういった工夫を楽しむことができるようになれば、血糖値を下げる食習慣を継続するのもつらくはありません。

1日分の食事量の目安を覚える

【野菜はいくら食べてもOK!】

ビタミン、ミネラル、食物繊維をたっぷり含む野菜は、キャベツを筆頭に、どれだけ食べてもいい食材です。ただし、**調理には油や塩は控えめにして、砂糖は使わずに人工甘味料に切り替えます。**野菜以外にも、きのこ類とこんにゃく類。ただし、きのこ類はカロリーはほとんどありませんが、プリン体が含まれているので食べすぎには注意してください。

【肉は1日　女性80g、男性100g】

肉80gは、薄切り肉4～6枚程度（女性8×4cmの0・8cm厚さ、男性8×5cmの0・8cm厚さ）と覚えてください。牛肉、豚肉、鶏肉、ラム肉など、どの種類を食べてもOKです。ただし、**脂の多い牛や豚のバラ、ロースは避け、赤身のヒレやモモ肉、鶏のムネ肉やササミを選ぶこと。**ベーコンやウインナーソーセージは塩分が多いので、肉の加工品は避けてください。

【魚は1日　女性80g、男性100g】

刺身なら女性5切れ、男性7切れ程度と覚えてください。**白身魚や鮭のような、なるべく脂が少ないものを選びます。**刺身の盛り合わせは多くの種類を一度に食べられますが、しょうゆのつけすぎに注意。煮魚は薄味で、焼き魚は1尾食べてもOKですが、焼いて脂分を落とし、塩は尻尾の化粧塩程度に。**干物は塩分が多いので、生魚を選んでください。**

【大豆は1日80g】

大豆は植物性たんぱく質が豊富なので、毎日食べたい食材です。分量は豆腐なら2分の1丁、納豆なら1パック、油揚げなら2分の1枚が1日分の目安です。手軽に食べられる枝豆もいいのですが、ゆでる際の塩は控えめに。大豆の水煮も、サラダやスープの手軽な素材になります。豆乳や湯葉も、野菜と煮るとおいしく食べられます。

【卵は1日1個】

卵は完全栄養食材と呼ばれる万能食品です。ただし、コレステロールの増えすぎを抑えるため、1日1個と覚えてください。揚げものの衣、ハンバーグのつなぎ、お好み焼きなどにも卵が使われていることがあるので、このような料理を食べる日は、あらかじめ朝食の目玉焼きやゆで卵など、卵料理を控えるようにしてください。

【牛乳は1日200㎖】

牛乳を飲むと下痢をする**「乳糖不耐」の人は、牛乳以外のたんぱく質を増やしてもかまいません。**たんぱく質は筋肉をつくる、血管を丈夫にするなどの働きをします。血糖値を上げないため、減量中であっても、体にとっては必要不可欠な栄養成分です。牛乳が飲めない人は、シチューやパスタに入れるなど、調理に使ってもいいでしょう。また、牛乳をヨーグルト200mℓに置き換えてもいいですが、1日に両方摂らないようにしてください。

【ごはんは1日　女性240g、男性360g】

ごはん、パン、麺類、いも類などの炭水化物は血糖値を上げますが、同時に体のエネルギー源となる栄養素です。**食前にキャベツをしっかり食べて、量を少なめにする**ことがポイントです。血糖値を下げるためには、1食につき軽く茶碗1膳（120g）が目安。

女性は1日にごはん2膳（80gずつ3膳でもかまいません）、男性は3膳食べられます。

ごはん1膳分のカロリーと同じパン、麺類、いも類の日安量を覚えておくと、置き換えて考えられるので便利です。ごはん120g（1膳）分は、次のようになります。

そば・うどん各1玉／食パン5枚切り1枚／パスタ（乾麺）70g／かぼちゃ6分の1個／じゃがいも中2〜3個。

【果物は1日握りこぶし大2個まで】

果物に多く含まれるビタミンやカリウムなどのミネラルも、体に必要な栄養素です。ただし、果物には果糖が含まれているので、**1日に食べていい分量は、握りこぶし大2個まで**です。どうしても甘いものを口にしたくなったときは、ケーキやまんじゅうではなく、果物を食べてください。果物に含まれる果糖で十分満足できるはずです。

ポイント8
〝吉田式食前キャベツ〟を3か月行う

私の指導を実践した患者さんの減量成功率は93％です。このなかには5kgも10kgもやせた人がたくさんいます。当然、血糖値も下がっています。

減量して血糖値を下げるためには、ストイックな生活を一生続けなければならないのだと滅入っている人がいるかもしれません。しかし、〝吉田式食前キャベツ〟は、苦行を強いるものではありません。

血糖値を下げて糖尿病を回避するためには、**今の体重からわずか2、3kg減量するだけでいいのです**。これは、**〝吉田式食前キャベツ〟に本気で取り組めば3か月で達成できる数字**です。3か月間だけ、食前にキャベツを食べて、食後の運動を行えば、必ず結果はついてくるのです。むしろ、期限をつけずにダラダラ行っても結果は期待できません。〝本気のやる気スイッチ〟が入ったら、その日から3か月間と決めて〝吉田式食前キャベツ〟に取り組んでください。

なお、空腹時にはいつでも前述の温野菜やおでん風味に煮たこんにゃく、だいこん、にんじん、ごぼうは食べていいことを再確認してください。空腹時に食べるものがあると思うだけでも気が楽になり、減量も継続できるものです。

3か月後は休んでも継続してもOK

〝吉田式食前キャベツ〟に取り組み、3か月後に体重が3％ほど落ちて血糖値が下がってきたら目標達成です。自分をうんとほめてあげてください。もちろん、3か月を待たずに体重が減ったり血糖値が下がってきたりしたら、そのときも自分をうんとほめてあげてください。

そして何よりも、目標を達成できた自分に自信を持ってください。

誰か一緒に喜んでくれる人がいれば達成感もグンと上がりますが、毎日顔を合わせている家族はなかなか気づいてくれないこともあります。そんなときは、しばらくぶりの友だちに会いに行けば、変化に気づいてもらえるかもしれません。

さて、〝吉田式食前キャベツ〟を3か月続けたあとはどうするか。

それはあなた次第です。いったん休んで元の生活に戻っても、そのまま続けても、どちらでもかまいません。

「もう少しやせたい」「あと少しで血糖値が正常になるから続けよう」と思ったら、続けてください。ただし、無理はしないこと。「嫌だな」「苦しいな」「もうやめたい」

ませんと思いながら無理をして続けていると、リバウンドを呼びます。突然、食欲が爆発して元の体重よりも増えてしまう、血糖値が上がってしまうというケースが少なくありません。

コツコツ続けて「当たり前」にする

理想をいうなら、〝吉田式食前キャベツ〟と運動が定着して、その生活が当たり前になれば万々歳です。

私は年に40回ほど、講演のために全国各地を訪れています。講演先では必ず地元のおいしいものをご馳走になるので、カロリーオーバーになりがちです。そのため、この18年間、自宅での夕食はごはん抜き。そうやって、カロリーオーバーした分の帳尻を合わせることで、身長175cm、体重75kgを維持しています。もちろん、〝吉田式食前キャベツ〟もずっと続けています。私がここまで続けることができるのは、肥満症の専門医として、太ってしまったら患者さんに合わせる顔がないからですが、18年間も続けているとそれが当たり前になってくるので、つらいと感じることはありません。

肥満症の人は糖尿病だけでなく、高血圧や脂質異常症、ひざ痛、股関節痛などを抱えていることが多いものですが、**〝吉田式食前キャベツ〟**で体重を管理できるようになれば、それらの不具合も改善されます。また、**減量して血糖値が下がれば、動脈硬化が引き起こす心筋梗塞や脳卒中の予防にも**つながります。

血糖値が高いまま、さまざまな病気がいつ発症するのかとおびえる生活は卒業し、**〝吉田式食前キャベツ〟と運動を当たり前に**して、健康な毎日を手に入れてください。

体重変化の〝見える化〟で効果アップ！

体重の変化を〝見える化〟すれば、減量効果がアップします。モチベーションの維持にもつながるので、102〜103ページの体重記録シートをコピーして活用してください。

体重測定は毎日決まった時間に行います。朝と晩の2回はかるのが理想的です。朝は起きてすぐの排尿後や朝食前に、晩はお風呂に入るときや寝る前などにはかるといいでしょう。パジャマなど、いつも同じような服装ではかるようにします。

体重は1日のうちでも変化するものです。朝晩の変化に一喜一憂するのではなく、数日ごと週ごとの変化を見るようにしてください。

〝吉田式食前キャベツ〟1日のプログラム

3か月期間限定で行う、〝吉田式食前キャベツ〟。効果的に行うために、1日のプログラムを例にあげてまとめましたので、参考にしてください。果物はおやつでもいいですし、食後でもかまいません。また、小腹がすいたら温野菜も食べてください。

【起床】体重を計測

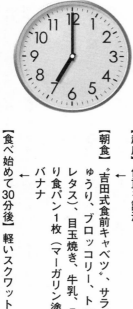

↓

【朝食】〝吉田式食前キャベツ〟、サラダ（きゅうり、ブロッコリー、トマト、レタス）、目玉焼き、牛乳、5枚切り食パン1枚（マーガリン塗り）、バナナ

↓

【食べ始めて30分後】軽いスクワット

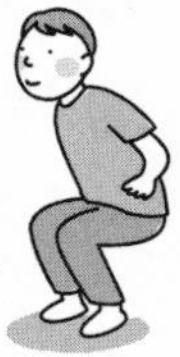

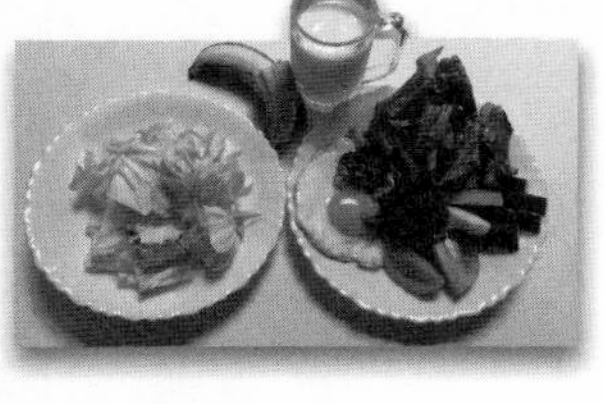

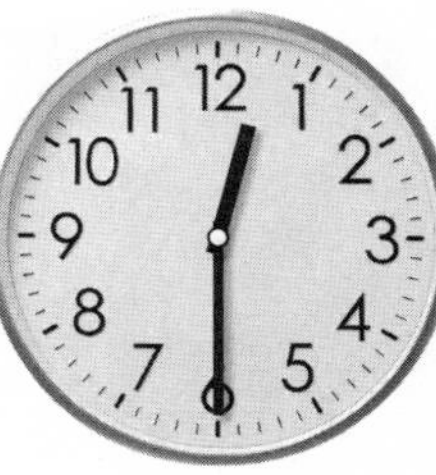

【昼食】〝吉田式食前キャベツ〟、サラダ（トマト、レタス）、鶏肉の燻製、ごはん、ワカメスープ、キウイフルーツ

↓

【食べ始めて30分後】ウォーキング

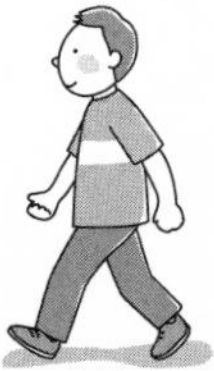

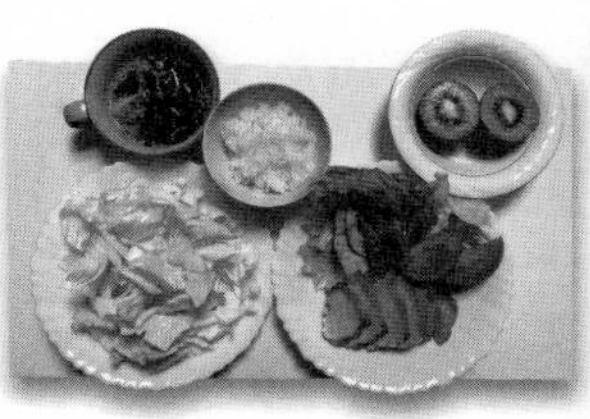

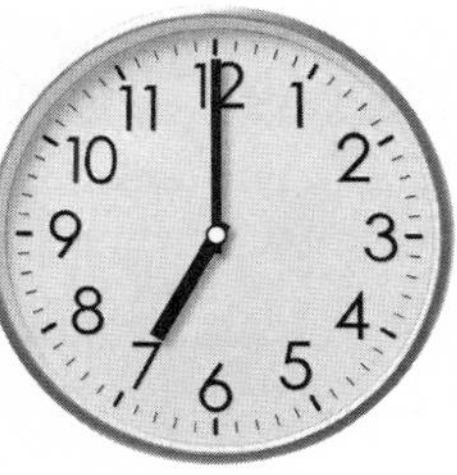

【夕食】〝吉田式食前キャベツ〟、温野菜（だいこん、にんじん、舞茸）、刺身、冷奴、ごはん（男性は1杯、女性は抜く）、青菜のみそ汁

↓

【食べ始めて30分後】エア水泳

↓

【1日を振り返る】体重を計測、食べたもの、食べた時間、運動などを記録し、1日ごとに振り返り、修正する

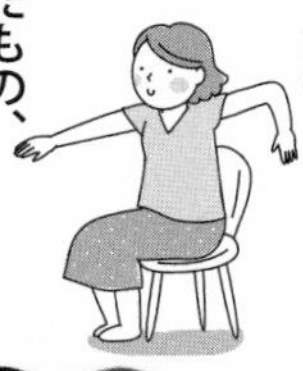

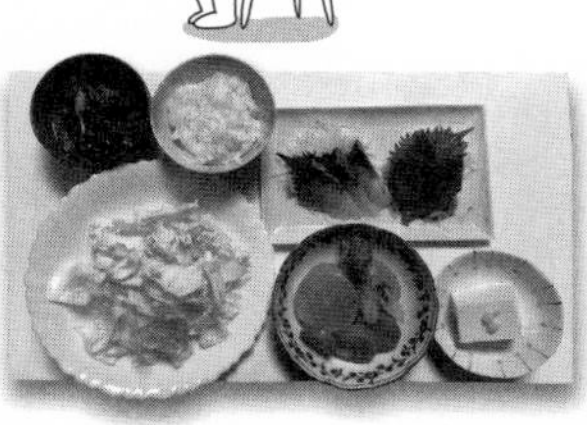

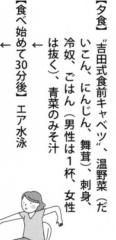

体重記録シート

月　日	月　日	月　日
kg	kg	kg

体重を毎日はかって記録シートに記入

＊記入する前にコピーして1週間分の記録ができるようにすると便利です。

スタート

kg

kg

kg

kg

kg

kg

月　日	月　日	月　日	月
kg	kg	kg	

ポイント9
ストレスを吐き出す

「自分が食べすぎるのはストレスが原因だ」

多くの肥満症・糖尿病の患者さんが、そう訴えます。

つらいから食べる。腹が立つから食べる。イライラするから食べる。カーッとなるから食べる。そして、食べるとホッとする。食べると楽しくなる。食べると満足する。食べると安心する。だから、太るとわかっているのに食べすぎ、飲みすぎてしまう。

しかし、患者さんたちが訴える**ストレスのほとんどは、食べるためのいいわけ**です。

出来事によって、ストレスの大きさは違います。ワシントン大学のトーマス・H・ホームズ氏とリチャード・ラーエ氏が、さまざまな出来事の精神的ストレスを点数化して、その大きさを評価しています。**最も大きなストレスになるのが配偶者の死で100点。以下、離婚73点、別居65点、拘留63点、近親者の死63点、ケガや病気53点**と続きます。

大きなストレスは、ときに心の病気をもたらすこともあるので注意が必要です。しかし、食べすぎの原因となるストレスのほとんどは、よくある日常的な悩みごとレベル。食べるためのいいわけは、日常のなかに山ほど隠れているということです。

確かに、好きなものを好きなだけ飲み食いすることは、手っ取り早いストレスのはけ口になるかもしれません。しかし、スカッとしたり癒やされたりしたような気分になるのは、飲み食いの間だけ。ストレスの原因は解決されないまま、体の内臓脂肪を肥大化させているだけです。内臓脂肪の肥大は血糖値を上げ続け、やがては糖尿病の合併症を引き起こします。

食欲のあるストレスは大したレベルではない

あるとき20代の女性の患者さんがやってきて、こんな悩みを訴えました。

大失恋してスイーツをやけ食いしてからというもの、食欲が抑えられなくなり毎日ケーキを食べていた。その結果、激太りして、健康診断では血糖値が高いと注意されてしまうし、どうせ私なんかという気分になり、ますます落ち込んで食べてしまう――。

私は彼女に、次のような話をしました。

「おかしいなぁ。ほんとのほんとに好きな人に大失恋してショックやったら、そんなに食べられませんよ。食べて激太りするどころか、寝込んでやせ細るはずです。深刻な精神的ショックを受けると、カテコールアミンというストレスホルモンが作用して代謝が活性化されるから、やせ細るものです。脳の満腹中枢というところは交感神経の中枢なので、そこが活性化されると食欲が落ちる。それで、どんどんやせる。人間の体はそういうふうにできています。ほんとのほんとに好きな人にふられたのなら、やせなかったらおかしいですよ。『あんなやつにふられてムカつく！』と思ってるくらいなんでしょう？」

「そうなんですか？　ほんとにつらすぎたら、やせるんですか！」

そういって彼女はゲラゲラ笑い出しました。失恋に苦しむ悲劇のヒロインは、一瞬にして消え去ったわけです。

やけ食いで太ったと訴える患者さんは多くいますが、食べる元気があるうちは大丈夫。食欲があるのなら、大したストレスやショックではありません。

自分が思っている以上に、体は正直なものです。失恋したからと食べすぎて太ってしまったのは、やせ細るほどの相手ではなかったということ。つまり、その程度の相手だったということです。

やけ食いに走るストレスのほとんどは、このようなポジティブシンキングで解決できるものです。

ストレスの原因をさぐり考え方を変える

ストレスだと感じたら、その原因について、少しだけ自分の視点をずらし、心をやわらかくして考え方を変えてみてください。

これは「認知行動療法」という心をケアする方法のひとつです。認知とは、ものの考え方のこと。この認知に働きかけることで、ストレスをやわらげていく療法です。

つらいと感じたとき、しんどい気持ちになったとき、少し立ち止まって考えてみる。そのとき自然に浮かんでくるのは、ストレスの原因になっている何かに対するイヤな気持ち。それを**自分の現実に合わせて、柔軟でバランスよい考え方に変えていくことで、ストレスをやわらげる**のです。それができたとき、あなたをずっと苦しめてきた悩みやストレスが、それまでとはきっと違って見えてきます。

いきなりすべてが解決してバラ色の人生、とまではいかないでしょうが、考え方を少し変えて、身近にある幸せや喜びに気づくことができれば、自分らしい満足感が味わえるようになるはず。きっとストレスに強くなった自分に出会うことができます。

要は、「ものは考えよう」ということです。**あまり深刻になりすぎず**、ユーモアを忘れず、うまく山や谷を越えて、**できるだけ人生を楽しむ**ようにしましょう。

column

糖質制限もやりすぎると老化が早まる!?

一昔前までは、ダイエットといえば「カロリー制限」が当たり前でしたが、近年は「糖質制限」がブームになっています。

では、こんな報告があるのを知っていますか？東北大学大学院農学研究科の都築毅准教授らが、マウスを「通常食」と「糖質制限食」の２つのグループに分け、１年間育てるという実験を行いました。その結果は、後者には学習機能の低下や、皮膚・見た目の老化があり、寿命も短かったというものです。**つまり、無理な糖質制限を続けると、脳の機能を低下させたり、体の老化を促進したり、寿命を縮めるほどの影響をもたらす恐れがある**ということです。

たしかに糖質の摂りすぎは太る原因となります。しかし、糖質も体に欠かせない栄養素だということを忘れないでください。

私が推奨する**〝吉田式食前キャベツ〟なら、体に必要な栄養素はもちろん、美容にいいビタミン、ミネラルもたっぷり体内に取り込むことになるので、きれいにやせることができます！**

パート
3

血糖値を上げない食品と食べ方

血糖値の上昇を抑えるお勧め食材はキャベツ

キャベツは、どこのスーパーマーケットや八百屋さんでも売られているふつうの野菜。安価なうえ、一年中入手できるので、〝吉田式食前キャベツ〟はいつでも始めることができ、継続するのも簡単です。

食物繊維が豊富でカロリーが低いキャベツは、血糖値を下げるだけではありません。ビタミンやミネラルなど体によい成分がたっぷり含まれているので、美しくやせながら、さまざまな健康効果をもたらしてくれるスーパー食材といえます。

やせ効果が期待できる酵素がたっぷり

酵素とは、体内で起こる化学反応を触媒する分子のこと。体内に取り込んだ栄養素を分解するのも、化学反応のひとつです。酵素に注目すると、キャベツは単に満腹感が得られるだけの食材ではありません。太る原因となる**炭水化物を分解する酵素＝「アミラーゼ」が、ほかの野菜に比べて多く含まれています**。このため、炭水化物を食べるときには、キャベツを一緒に食べることで、太りにくくなるのです。

なお、酵素が含まれる食品を**加熱すると、酵素の活性が失われ、炭水化物を分解する機能が働かなくなってしまいます。キャベツからアミラーゼを摂取するためにも、「生」がお勧め**なのです。

ビタミン効果で美しくやせる

キャベツには、さまざまなビタミンも多く含まれています。

まず、体の細胞と細胞とを結ぶたんぱく質であるコラーゲンをつくるのに欠かせないビタミンC。**大きめのキャベツの葉を生で数枚食べるだけで、1日に必要なビタミンCのほとんどを摂取できる**といわれています。

ビタミンCをしっかり摂ることで肌をみずみずしく保ち、減量してもシワシワになることがありません。またビタミンCは、疲労回復、かぜ予防、ストレスへの抵抗力を高める、有害な活性酸素から体を守る、動脈硬化や心疾患を予防するなど、多くの健康効果が期待できます。

ほかにも骨の形成を促し、血管の健康を保つビタミンK、たんぱく質や細胞をつくるときに欠かせない葉酸、骨や歯などをつくるカルシウム、血圧を低くし、脳卒中を予防、骨密度をアップするカリウムなどのミネラルも豊富です。

ビタミンUで脂肪肝を予防する

キャベツはビタミンUも豊富です。内側の葉、とくに芯の部分に多く含まれています。ビタミンUはキャベツから発見された栄養素で、別名が「キャベジン」。胃粘膜の新陳代謝を活性化したり、胃酸の分泌を抑えたりして胃潰瘍や十二指腸潰瘍を予防・改善する効果があります。また肝臓の働きを活発にして新陳代謝を促すので、肝機能もアップ、脂肪肝を予防してくれます。

がん予防に有効な成分を多く含む

キャベツは、アメリカの国立がん研究所で「がん予防に有効な成分を含む食品」リストの上位グループにあげられる食材。ブロッコリーやかぶ、わさびなどと同じアブラナ科で、「イソチオシアネート」という成分を含んでいます。

このイソチオシアネートは発がん物質の活性化を防ぎ、がんになる前の異常細胞の増殖を抑える働きをするという研究が報告されているのです。イソチオシアネートはわさびのツーンとくる辛味に含まれていますが、辛味のないキャベツにはグルコシノレートという成分が含まれ、食べたあと消化される過程でイソチオシアネートに変化します。

また、キャベツには食品を加熱・調理する過程で発生する発がん物質の活性化を妨ぐ酵素ペルオキシダーゼも含まれています。

健脳作用で物忘れを防ぐ

キャベツは漢方でも滋養強壮によいとされる野菜です。

健脳作用もあり、高齢者の物忘れ防止や老化がもたらす足腰の衰え、耳鳴りにも効果があるとされているので、年を重ねてからこそ、しっかり食べたい食品です。

キャベツ1/6個（200g）当たりの成分

エネルギー	水分	たんぱく質	脂質	炭水化物
46kcal	185.4g	2.6g	0.4g	10.4g
飽和脂肪酸	不飽和脂肪酸	コレステロール	灰分	食物繊維
0.04g	0.06g	0	1.0g	3.6g
カロテン	ビタミンE	ビタミンK	ビタミンB_1	ビタミンB_2
98.0μg	0.2mg	156.0μg	0.08mg	0.06mg
ナイアシン	ビタミンB_6	葉酸	パントテン酸	ビタミンC
0.4mg	0.22mg	156..0μg	0.44mg	82.0mg

ナトリウム	カリウム	カルシウム	マグネシウム	リン	鉄
10.0mg	400mg	86.0mg	28.0mg	54.0mg	0.6mg

（日本食品標準成分表2015年版をもとに算出）

玉ねぎ、ブロッコリー、きゅうりなどの野菜も血糖値を下げる

血糖値を下げるためにお勧めの野菜は、キャベツだけではありません。玉ねぎ、ブロッコリー、きゅうりなどの野菜にも、血糖値を下げる働きをする成分が含まれています。

いずれも野菜売り場の常連で入手しやすく、一般家庭の常備野菜ともいえるものなので、毎日の食卓にのせるのは難しいことではありません。積極的に食べることが、血糖値のコントロールにつながります。

インスリンの働きを促進する玉ねぎ

常備野菜の代表ともいえる玉ねぎには、血糖値の急激な上昇を下げる働きをする成分が含まれています。

糖尿病患者さんのほとんどは、インスリンの分泌量が少なく、その効き目が弱い2型糖尿病です。

玉ねぎを切ると鼻にツンとくる、あの独特の臭いの元は、「シクロアリイン」や「イソアリイン」という成分です。これらの成分は、インスリンが血中のブドウ糖を細胞に取り込む作用を促進する働きをするので、血糖値を下げる効果があるのです。

また、玉ねぎには、インスリンの作用を補助するミネラルも豊富に含まれています。玉ねぎを摂取してもインスリンそのものの分泌量が増えるわけではありませんが、分泌されたインスリンの働きを促進させることで、血糖値を下げるのです。

血糖値の上昇を抑えるためには、玉ねぎは加熱するよりも、サラダに入れるなど生で食べるほうが効果的です。ただし、水にさらさないこと。というのも、血糖値をコントロールする有効成分である「イソアリイン」や「シクロアリイン」が水に溶け出してしまうからです。どうしても辛味が気になる場合は、一度冷凍してサラダに加えてみてください。冷凍してもほとんど栄養素に変化はないといわれています。

生で食べる場合、サラダに加えたり、オニオンスライスが一般的ですが、お勧めは酢玉ねぎ。玉ねぎを薄く切って、お酢と少量の蜂蜜を加え、容器に入れてしばらく漬けておくだけで、数日間保存できます。

血糖値を下げるために摂取すべき玉ねぎの量は、1日に4分の1個で十分です。

血糖コントロールを改善するブロッコリー

ブロッコリーやカリフラワー、キャベツ、ケール、白菜、菜の花、芽キャベツなどのアブラナ科の野菜に含まれる「スルフォラファン」という栄養成分が注目されています。

スルフォラファンには体内に取り込まれた化学物質に対する解毒作用や抗酸化力を高める作用があり、がんを予防する効果があることで知られています。

スルフォラファンの含有量がとくに多いのが、ブロッコリーです。そして、ブロッコリーのスプラウト（新芽）には、より多く含まれています。

この**スルフォラファンには、血糖値を改善する作用があり、2型糖尿病の治療に利用できる**という研究結果が発表されました。

これはスウェーデンのイエーテボリ大学がルンド大学糖尿病センターと共同で行った研究で、ブロッコリーのスルフォラファンを濃縮したエキスを摂取した2型糖尿病患者は、グルコース（血中のブドウ糖）の産生が抑えられ、血糖コントロールが改善することが明らかになったのです。

スルフォラファン以外にも、ブロッコリーはβカロテンやビタミンCなどを豊富に含んでいるので、ぜひ、積極的に食べてください。

脂肪分解酵素を含むきゅうり

近年、「ホスホリパーゼ」という酵素が発見されました。これは、**きゅうりだけに含まれている脂肪分解酵素**です。つまり、きゅうりを食べることで、脂肪を分解しやすくしてくれるのです。よくかんで食べることで、きゅうりの細胞膜が破壊され、さらに効率よくホスホリパーゼを摂取することができます。

きゅうりには、ホスホリパーゼのほかにも**抗がん作用や免疫賦活作用のあるβカロテンや、塩分を排除する働きをするカリウムなども含まれています**。

また、きゅうりはほとんどが水分なので、カロリーが非常に低い野菜です。体重コントロールにはもってこいの食材といえます。

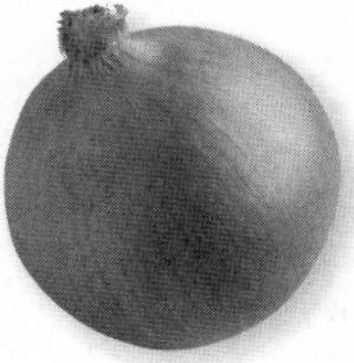

玉ねぎには、インスリンの働きを促進するシクロアリインやイソアリインという成分が含まれています。

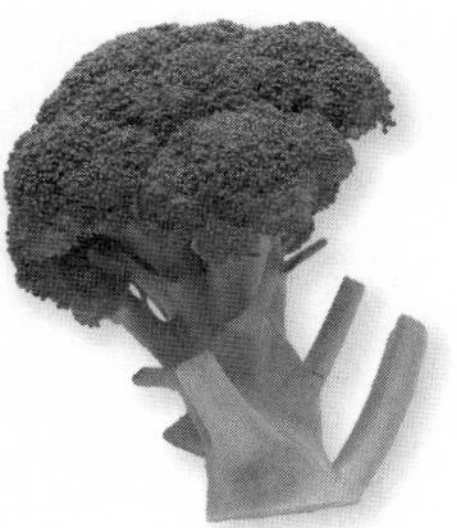

ブロッコリーには、血中のブドウ糖の産生を抑えるスルフォラファンが豊富。とくにブロッコリーのスプラウトに多く含まれています。

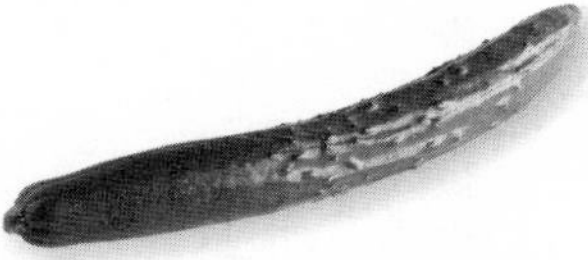

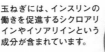

脂肪を分解しやすくするホスホリパーゼという酵素は、きゅうりだけに含まれています。

「こんにゃく」「きのこ」などにも血糖値を抑える効果がある

食物繊維の摂取不足が生活習慣病の発症に関連するという報告が多いことを受け、厚生労働省は「日本人の食事摂取基準」2015年版からその摂取目標量を設定しました。その数値は、男性は18～69歳で20g以上（70歳以上は19g以上）、女性は18～69歳で18g以上（70歳以上は17g以上）となっています。

〝吉田式食前キャベツ〟のポイントは、食前にキャベツをたっぷり食べることで、空腹時に食物繊維を取り込むことにあります。

キャベツをはじめ、野菜は食物繊維を多く含む食材です。食物繊維は、水に溶ける水溶性食物繊維と、溶けない不溶性食物繊維とに大別されます。

水溶性食物繊維は水に溶けるとゼリー状になって胃や腸の壁に張りつき、あとから食べるおかずやごはんに含まれる糖の吸収を抑える働きをします。このため、食後の血糖値の上昇を抑える効果があるのです。

野菜が満腹感を得やすいのも食物繊維のおかげです。葉もの野菜や根菜に多く含まれている**不溶性食物繊維は、水分を吸収して胃や腸で大きく膨らむ性質**があります。このため、食前に食物繊維の多い野菜を食べておくと、**おかずやごはんをたくさん食べなくても満腹感を得る**ことができ、食べすぎ防止になるのです。

さて、食物繊維を豊富に含む食材は野菜だけではありません。**「こんにゃく」や「きのこ」も食物繊維が豊富**です。これらを野菜とあわせて食べることで食物繊維の摂取量が増え、食べ飽きることもありません。

海外でも注目のこんにゃく

煮物やおでん、田楽などの和食でお馴染みのこんにゃくが、近年、海外ではヘルシー食材としてブーム、という話を耳にしました。イタリアではパスタに利用されて、消費量が激増しているそうです。

こんにゃくは「グルコマンナン」という食物繊維が多量の水分を取り込んで凝固した食品です。こんにゃくのパッケージを見ると、「生いもこんにゃく」と「こんにゃく」の2種類があり、前者は生のこんにゃくいもから、後者は生のこんにゃくいもを粉末にしたものからつくられます。**いもが原料でありながら、糖質はほとんど含まず、非常に低カロリー**。そして**多量の食物繊維を含んでいるので、血糖値コントロールにお勧めの食材**といえます。

ただし、気をつけたいのは味つけです。こんにゃくの煮物に砂糖をたっぷり使ったのでは、せっかくの糖質オフが台無しなので気をつけてください。

なお、グルコマンナンはヒトの消化酵素では消化されないため、一度に食べすぎると下痢などを起こす場合があるので、幼児や高齢者は注意してください。また、胃腸に疾患があり消化機能が低下している人は、食べてもいいかどうか医師に相談してください。

食物繊維含有量ランキング上位のきのこ

食物繊維が血糖値のコントロールに有効に働くことは、すでに述べました。食品成分表に基づく食物繊維含有量のランキングを調べると、トップ20に5種類のきのこ類が入っています。つまり、**きのこ類は血糖値を下げるすぐれた食材**なのです。

ひと口にきのこといっても、種類によって食物繊維の含有量が違います。主なきのこと、こんにゃくの食物繊維の含有量を表にしたので、参考にしてください。ご覧の通り、きくらげと干ししいたけが圧倒的に含有量が多いので、積極的に食べるといいでしょう。

食物繊維以外の成分に注目した場合、お勧めしたいのが舞茸です。**舞茸には、「X-フラクション」という成分が含まれています。**このX-フラクションには、ブドウ糖を筋肉や脂肪細胞へ送る働きを促進し、血糖値を低下させる作用があるのです。

また、舞茸には、亜鉛やマグネシウム、ナイアシンなどの栄養素も含まれています。亜鉛はインスリンを生成するための成分であり、マグネシウムはインスリンの作用をサポートして血糖値を抑える働きをします。そして、ナイアシンには、糖の分解を促す代謝機能をアップさせる作用があるので、血糖値を下げるすぐれた食材なのです。

ただし、きのこ類を食べすぎると、プリン体により痛風を引き起こす恐れがあるので注意が必要です。

キャベツを筆頭に、本書で紹介しているさまざまな食材をバランスよく摂るよう心がけてください。

こんにゃく・きのこに含まれる食物繊維量

（200g〔キャベツ1/6個と同量〕中に含まれる量）

生いもこんにゃく	6.0g	凍みこんにゃく	142.6g
精粉こんにゃく	4.4g	しらたき	5.8g

きくらげ（乾）	114.8g	生しいたけ（油炒め）	9.4g
干ししいたけ（乾）	82.0g	舞茸（油炒め）	9.4g
エリンギ（焼き）	10.8g	えのきたけ（ゆで）	9.0g
ぶなしめじ（ゆで）	9.6g	マッシュルーム（油炒め）	6.8g
まつたけ（生）	9.4g	なめこ（ゆで）	5.4g

（日本食品標準成分表2015年版をもとに算出）

血液をサラサラにする青魚も血糖値を下げる

私たちの体に必要な三大栄養素のひとつが脂肪です。脂肪には数種類があり、大きく飽和脂肪酸と不飽和脂肪酸に分けられます。そして、不飽和脂肪酸は一価不飽和脂肪酸と多価不飽和脂肪酸に、さらに、多価不飽和脂肪酸はn-3系とn-6系に分けられます。

イワシ、サバ、ニシン、サンマなどの青魚やマグロなどに多く含まれるEPAやDHAはn-3系で、血液中のコレステロール値や中性脂肪を下げて血液をサラサラにし、動脈硬化を予防する働きをすることで知られています。

一方で、牛肉や豚肉、ハム、ソーセージなどの肉類に多く含まれる飽和脂肪酸を摂りすぎると、血液中の悪玉コレステロールが高くなりやすくなります。このため、**赤身肉を食べすぎると、高血圧や2型糖尿病、がんや心臓病を発症するリスクが高まる**のです。

現代の日本人は、食生活の変化に伴って魚よりも肉類を食べる人が多くなりました。当然、EPAやDHAの摂取量も少なくなっています。この食生活の変化が動脈硬化を招き、それに起因する脳梗塞などが多くなってきたのではないかと指摘されています。

魚を多く食べる食事スタイルは、血液サラサラ効果だけではなく、糖尿病のリスクを低下させるという研究結果も報告されているのです。

地中海ダイエット効果で糖尿病のリスクが低減

健康的な食事として世界的に注目を集めているのが「地中海ダイエット」。野菜や果物、魚類、ナッツ類、オリーブ油などをふんだんに摂る、地中海沿岸の伝統的な食事スタイルです。

スペイン保健省の支援を受けた調査研究によって、この伝統的な食事スタイルが守られている地中海沿岸のバレンシア州では、悪玉コレステロールによる酸化ストレスが抑えられ、動脈硬化の予防につながっていることが明らかになりました。

それだけではありません。この調査において、**魚をよく食べる人は血糖値が低く、インスリン抵抗性**（インスリンの働きが低下すること）**も抑えられていたことがわかった**のです。調査に携わった研究者らは「**魚に含まれるn-3系多価不飽和脂肪酸が、インスリン抵抗性を改善する。魚の脂を摂ることで、2型糖尿病の発症を低下することができる**」という見解を述べています。

血糖値を下げて糖尿病を予防するために、〝吉田式食前キャベツ〟とともに、青魚の摂取をお勧めします。

インスリンの分泌を促進し食欲を抑えるEPA

EPAもDHAもヒトの体内ではつくることができない必須脂肪酸です。とくにEPAは、血糖値のコントロールについても改善効果があることがわかっています。

EPAを摂取すると、「GLP-1（グルカゴン様ペプチド-1）」の分泌が促進されます。GLP-1は「やせるホルモン」とも呼ばれています。というのも、インスリンの分泌を促進し、必要以上に食べすぎないよう食欲を抑える働きをするからです。この働きがあるため、糖尿病の治療薬に使われています。GLP-1は食べものから直接摂取することはできません。このため、**食生活によって血糖値をコントロールするためには、EPAを含む食材を摂取し、GLP-1の分泌を促進する**必要があります。

ただ、EPAもDHAも非常に酸化しやすいのが弱点です。酸化すると過酸化脂質に変化し、動脈硬化を加速させてしまうという逆の効果をもたらします。これを防ぐために、抗酸化物質と一緒に食べるようにしてください。たとえば、青魚にレモンなどの柑橘類を搾って食べれば、ビタミンCやビタミンEの働きで酸化を防止できます。

脂肪の種類と特長

脂肪

不飽和脂肪酸

魚の脂肪や植物性の油に多く含まれる。

一価不飽和脂肪酸

代表はオレイン酸で、オリーブ油、コーン油、べにばな油、キャノーラ油、ナッツ類などに含まれる。オリーブ油やナッツ類の摂取量が多い地中海沿岸では、長寿の人が多く、糖尿病患者の動脈硬化のリスクを下げ、心臓病を予防するという研究報告がある。

多価不飽和脂肪酸

魚類の油や大豆、大豆製品に多く含まれる。ヒトの体内では合成できない脂肪酸で、食事から摂る必要があるため「必須脂肪酸」と呼ばれる。

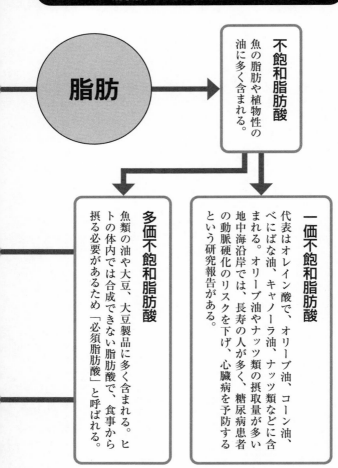

飽和脂肪酸

ソーセージなど加工品を含む肉類や、バターなど動物性食品に多く含まれる。油で揚げた菓子やインスタントラーメンなどの加工品の多くにも利用されている。

n-3系

α-リノレン酸、EPA、DHAの3種類があり、「オメガ3」と呼ばれる。α-リノレン酸はアマニ油などに多く含まれており、EPA・DHAは、サバやイワシなどの青魚に多く含まれる。中性脂肪を低下させ、血液をサラサラにする効果が報告されている。

n-6系

代表は植物油や大豆に多く含まれるリノール酸で、コレステロールを下げる効果があるとされる。

大豆のイソフラボンも血糖値を下げる

イソフラボンはマメ科の植物に含まれているポリフェノールの一種です。イソフラボンには多数の種類がありますが、とくに大豆に含まれる大豆イソフラボンは女性ホルモン（エストロゲン）と似たような働きをすることで知られています。エストロゲンの分泌量が減少することによって引き起こされる女性の更年期障害は、大豆イソフラボンを摂取することで改善されるといわれているのです。また、エストロゲンの分泌量が減少すると、骨の中にカルシウムを蓄える力が低下し、骨粗しょう症を発症しやすくなります。イソフラボンは骨の中にあるカルシウムが溶け出すのを防ぐ働きもあるので、骨粗しょう症の予防効果も期待されています。そして女性にとってうれしいのは、シワやたるみなどの肌の老化をストップして、美肌効果をもたらすという働きもあるとされていることです。

この**大豆イソフラボンが、2型糖尿病の発症リスクを低減する働きをする**という研究結果が報告されています。

「インスリン抵抗性」を緩和するイソフラボン

イソフラボンを摂取することで、「耐糖能」の改善、インスリン抵抗性（インスリンの働きが低下すること）の緩和など、2型糖尿病に対するイソフラボンの有効性を示した研究結果が発表されています。耐糖能とは、文字通り、糖に耐える能力のこと。つまり、血液中の糖の濃度を正常に戻す力のことです。

日本で糖尿病と診断された人の95％は、インスリンの作用が低下する2型糖尿病だといわれています。

では、なぜ、インスリンの作用が低下するのか。パート1でも解説しましたが、原因は2つあります。

ひとつは膵臓の働きが弱くなり、インスリンの分泌量そのものが少なくなってしまうことです。

2つ目は、肝臓や筋肉などの細胞がインスリンの作用に対して鈍感になってしまうこと。いわゆる「インスリン抵抗性」で、インスリンがある程度分泌されているにもかかわらず、効きにくくなってしまうのです。

研究によると、イソフラボンには**インスリン抵抗性を緩和する働きがある**ことが確認されています。つまり、イソフラボンを摂取することでインスリンへの感受性が高まり、その結果、インスリンの過剰な分泌が抑制されるというわけです。
ただし、これは海外の研究結果です。

イソフラボンで肥満女性の糖尿病発症リスクが低減

日本でも厚生労働省の研究班が、大豆食品とイソフラボンの摂取と2型糖尿病発症との関連を調査し、**大豆食品やイソフラボンを多く摂取している女性は、2型糖尿病の発症リスクが低減する**という研究結果を発表しました。大豆食品の摂取により、**肥満の女性の発症リスクは最大で38%も減少**したのです。ただし、この傾向は肥満の女性や、閉経後の女性にだけ見られたものでした。

とはいえ、海外での研究では2型糖尿病に対するイソフラボンの有効性が示されているのですから、男性にも女性にも、血糖値を下げる食品として大豆製品はお勧めです。

次ページに大豆イソフラボンを多く含む食品を紹介しておきます。

ただし、イソフラボンだけに頼っても、血糖値は下がりません。〝吉田式食前キャベツ〟をはじめ、野菜をたっぷり食べる、たんぱく質も摂る、そして適度な運動に取り組むといった生活が何よりも大事だということを忘れないでください。

ミネラル・ビタミンも豊富な大豆もやし

大豆製品といえば、下記の表にもあるような豆腐や油揚げ類、豆乳などが真っ先に浮かびます。じつはもうひとつお勧めの食品があります。それはマメ科に属する「大豆もやし」。大豆を種子としたもので、大豆イソフラボンやサポニンだけでなく、ビタミンCや食物繊維も含まれている、血糖値を下げるにはもってこいの野菜です。

かみごたえもあるので、薄味でナムルやお浸しなどにしてつくり置きしておけば、〝吉田式食前キャベツ〟の力強い味方になります。一年中購入でき、価格の変動も少ないので、ぜひ、大豆もやしを一品に加えてみてはいかがでしょう。

大豆イソフラボンを多く含む食品

（200g〔キャベツ1/6個と同量〕中に含まれる量）

商品名	平均値	商品名	平均値
大豆	280.8mg	金山寺みそ	25.6mg
煮大豆	142.2mg	油揚げ類	78.4mg
揚げ大豆	401.4mg	納豆	147.0mg
きな粉	532.4mg	みそ	99.4mg
豆腐	40.6mg	しょうゆ	1.8mg
凍り豆腐	177.0mg	豆乳	49.6mg
おから	21.0mg		

（厚生科学研究所〔生活安全総合研究事業〕食品中の植物エストロゲンに関する調査研究1998をもとに算出）

早食いが血糖値を上昇させるわけ

早食いの人は、食べすぎる傾向にあります。なぜでしょうか？必要なだけ食べたにもかかわらず、おなかが満足したと感じられない、満腹感が得られないからです。

早食いによる食べすぎを防ぐために、どうすれば自分の体が満腹を感じるのか、そのメカニズムを理解してください。そうすれば自ずと、なぜ、早食いは食べすぎてしまうのかもわかります。

満腹を感じるメカニズム

私たちの体には、満腹と空腹を感じる器官が備わっています。食事をして満腹を感じるための器官が「満腹中枢」、活動をしてエネルギーを使ったために空腹を感じる器官が「摂食中枢」で、両方とも間脳の視床下部（135ページ図参照）にあります。

満腹と空腹は、血液中のブドウ糖と遊離脂肪酸の濃度によって決定されます。

食事をして体内にエネルギーが補給されると血糖値が上昇し、血液中のブドウ糖の濃度が上がります。この情報は満腹中枢にただちに伝えられます。**満腹中枢は血糖値の上昇を感知することで、体にとって必要なエネルギー量か否かを判断**します。そして、**「これ以上のエネルギーは不要」と判断すると満腹を感じて、食欲がストップ**します。

このメカニズムによって、食べものの摂取量が適量にコントロールされるのです。

食事でエネルギーを体内に取り込んだあと、そのエネルギーはさまざまな活動によって消費されます。すると血糖値が低下し、体に蓄えられていた脂肪を分解して、エネルギーをつくり出そうとします。脂肪を分解するときにできる物質が「遊離脂肪酸」です。

遊離脂肪酸が血液中に増えてくると、その情報が摂食中枢に送られて、空腹を感じます。そして「エネルギーを補給しろ」という命令が出て、「おなかがすいたから食事にしよう」というサイクルがくり返されるのです。

“吉田式食前キャベツ”で満腹感を得る時間をかせぐ

さて、満腹感についてです。

食べものを食べても、すぐに血糖値が上昇するわけではありません。**満腹中枢が血糖値の上昇を感知するには、食べ始めてから約10分以上必要**とします。血糖値の上昇を満腹中枢が感知しなければ、「おなかがいっぱいになった」と感じることはできません。**早食いの人は、血糖値が上昇したという情報が満腹中枢に届く前の10分間に、過剰な量を食べてしまいがちなので、太りやすいのです。**

血糖値を下げるためには、体重を2、3kg落とす必要があります。そのためには、食べすぎないどころか、今の食事からエネルギー摂取量を減らさなければなりません。

これは満腹中枢のシステムを踏まえれば簡単なことで、これまでの食事量を食べ終わる前、つまり、**これまで摂取していたエネルギー量よりも少ない段階で満腹中枢を刺激すればいい**のです。

かむ刺激で満腹感を引き出す〝吉田式食前キャベツ〟

〝吉田式食前キャベツ〟は、生の硬いキャベツをかむことによる物理的刺激により、歯の下にある知覚神経が脳の満腹中枢にシグナルを送り、約10分間で満腹を感じるようになります。キャベツを10分に満たない時間、たとえば5分かんだだけでは、あごが疲れただけです。このことから、千切りではなく、5cmのザク切りにして、かみごたえを出しているのです。低カロリーで食物繊維も豊富なので、たくさん食べても太る心配はありません。

脳が満腹を感じるシステム

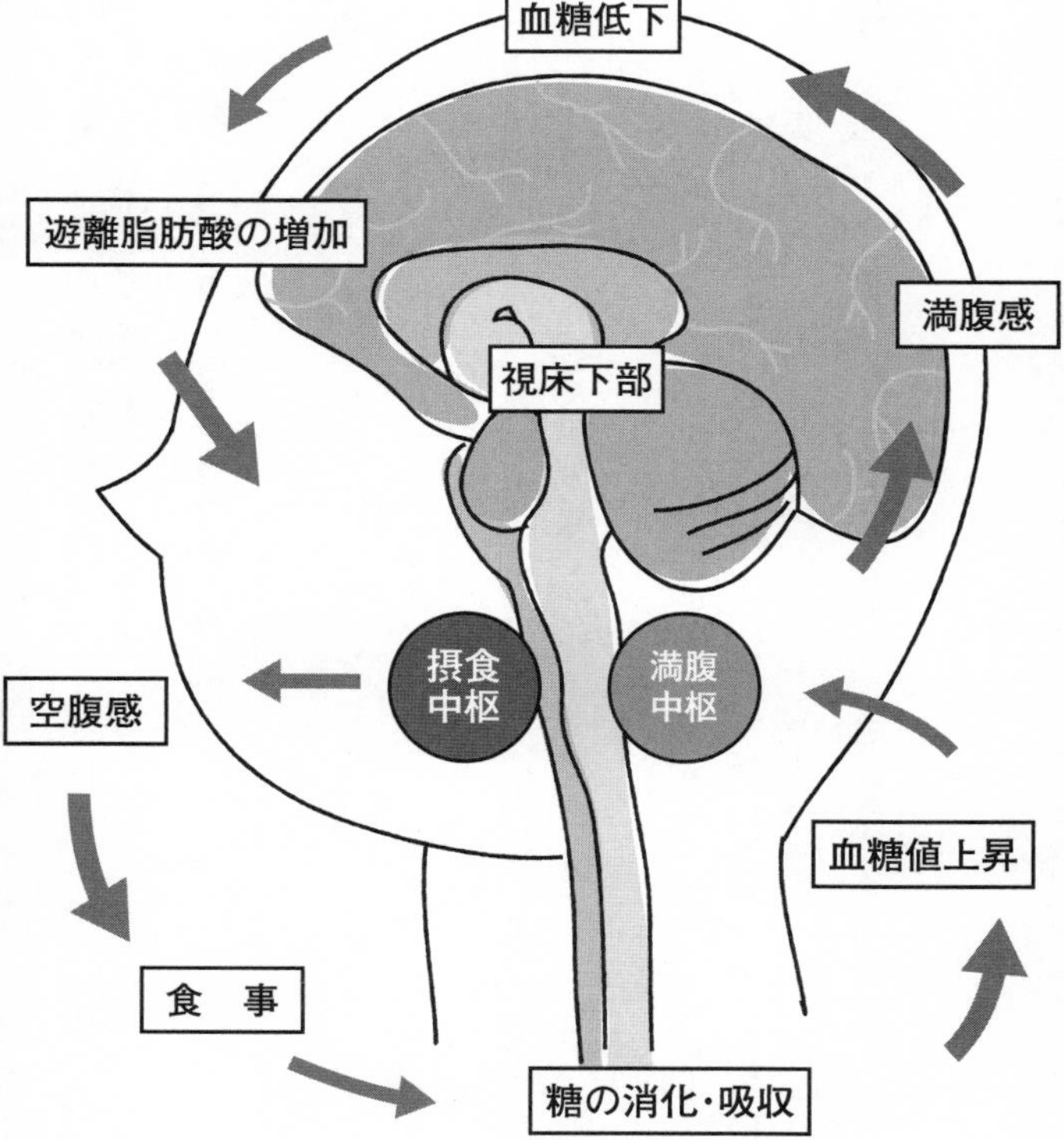

食事は時間をかけてゆっくりよくかんで食べる

厚生労働省では、ひと口30回以上かんで食べることを目標とする「噛ミング30」（カミングサンマル）を提唱しています。「よくかんで食べることで健康増進を図りましょう」と、国も呼びかけているのです。

「食前キャベツ」だけでなく、食事全体に関しても「かむこと」がもたらす効果を知って、時間をかけてゆっくり**よくかんで食べる習慣を身につけてください**。それはまさに、**血糖値を下げる食べ方**です。

かむことは単調なリズム運動です。この単調なリズムが脳内にセロトニンという物質を増やすことも、満腹中枢を刺激することにつながります。満腹感を得るには血液中のブドウ糖濃度だけでなく、かむことも大きくかかわっています。このため、よくかまずに飲み込むように食べる人は、なかなか満腹感を得られないのです。

かまずに食べられる麺類、お茶漬けは注意

かまずに飲み込む料理の代表が麺類です。麺好きの人は、とくによくかむことを意識して、食べすぎないよう注意してください。

また、ごはんであってもサラサラと食べられるお茶漬けなどは避けるようにしてほしいものです。以前、私の患者さんで、「お茶漬けしか食べていないから太るのはおかしい」といった人がいましたが、よくよく聞くと、1日5膳は食べていたそうです。明らかな食べすぎに気づいていないのです。

肥満症の人は、空腹感や満腹感がわからなくなっている人が多いものです。おなかがすいたから食べるのではなく、おなかがいっぱいという感覚が得られないので、食べ始めると止まらなくなってしまうのです。そうなると、「おいしい」という感覚もなくなってしまいます。

よくかんで食べものの味を味わうことによって味覚も蘇り、食事に対する満足感がアップします。この満足感も、食べすぎ防止につながります。

さらに、かむことによって唾液の分泌も促進されます。唾液にはアミラーゼという消化酵素が含まれていて、でんぷんを分解して消化・吸収を助けてくれます。

唾液には、殺菌効果のある物質や、歯の再石灰化を助ける物質も含まれているため、

むし歯や歯周病を予防する効果もあります。

とはいえ、かむだけではオーラルケアは万全とはいえません。よくかんで食べるためには、歯や歯茎の健康が大事です。定期的に歯科医院で、歯垢・歯石の除去をしましょう。

よくかむことで肥満や2型糖尿病が予防できる

早食いの人ほど肥満傾向にあることがさまざまな調査で明らかになっています。広島大学の調査でも、早食いの人は肥満になりやすく、2型糖尿病や心臓病、脳卒中などのリスクを高めるメタボリックシンドローム（メタボ）を発症する割合が高いことが明らかになりました。

この調査は、2008年にメタボと判定されなかった642人の男性と441人の女性（平均年齢51・2歳）を対象に、「早食いの人」「ふつうの人」「ゆっくり食べる人」の3つのグループに分け、5年間にわたって行われました。

「ゆっくり食べる」とは、「時間をかけてよくかんで食べる」ということです。

そして5年後の結果は、早食いの人がメタボを発症した割合は11・6％、ふつうの人は6・5％、ゆっくり食べる人は2・3％というものでした。

また、この調査によって、早食いは体重の増加、血糖値の上昇、腹囲周囲径の増加と関連していることも示されたのです。

体重を減らして血糖値を下げるためには、食事の量を減らせばいいと単純に考えている人がいるかもしれません。しかし、それまで食べていた量よりも減らせば、あとで必ずおなかがすいてきます。

「食事の量を減らす！」といくら決意したところで、それが継続できるのは3日間でしょうか、1週間でしょうか？ たとえ1か月続いたところで、食欲という本能には勝てずリバウンドするのがオチです。

食事の量を減らすという意志がいかにはかないものか、みなさん経験的に知っているはずです。意志の力では、空腹にも食欲にも勝てないのです。

食欲を満たし、満腹中枢を刺激し、なおかつ血糖値を下げるためには、〝吉田式食前キャベツ〟に加えて、「食事全体に時間をかけてゆっくりよくかんで食べる」。ぜひ、これを実践して、習慣化してください。

血糖値を下げる飲みもの

私たちの体は汗や尿、便などによって、1日に約2〜2・5ℓほどの水分を排出しています。排出したままでは脱水症状を引き起こしてしまうので、同じくらいの量の水分を補給しなければなりません。

0・5〜1ℓは食べものに含まれる水分から摂取しているので、1・5ℓほどは飲みものから摂取する必要があります。

スポーツをしている人や、肉体を使う仕事をしている人は、ふつうの人よりも多く汗をかくので、1・5ℓよりもさらに多くの水分を摂取するよう心がけてください。

また、夏場の水分補給は大切で、水分を補給しないでいると血液がドロドロになり、脳卒中や心筋梗塞などの引き金になります。

高齢者はのどの渇きを感じにくいのでとくに注意が必要です。

飲みものは砂糖、果糖を含まないものを

夏になると熱中症対策に水分補給をするよう、天気予報でも呼びかけるようになりました。そこでつい手が伸びてしまうのが、いかにも健康によさそうなスポーツドリンクや清涼飲料水です。

もちろん、熱中症対策には水分補給が必要ですが、こういった飲みものばかり飲んでいると、糖質過多になってしまうので注意が必要です。体重をコントロールして血糖値を下げるためには、**糖質の入っていない飲みものを選ぶ**ようにしてください。

牛乳や飲むタイプのヨーグルトをたくさん飲めば、それなりの満腹感を得ることはできますし、水分補給にはよさそうに思えます。しかし、1日の摂取量は200㎖です。脂質も多いので、決められた量以上飲まないでください。

水分補給や食後の一杯には、糖質を含む清涼飲料水よりも**緑茶を飲んでください**。**緑茶に含まれるカテキンには**、消化酵素の働きを抑える作用があります。このため、食べものがゆっくりと消化・吸収されていくことになり、**血糖値の急上昇を抑える効果も期待できる**のです。

コーヒーは糖尿病に効果的？

近年、コーヒーが糖尿病に与える影響について世界各国で研究が行われ、その結果を受けて、2型糖尿病への予防効果が注目されるようになってきました。

オランダの追跡調査では「1日に7杯以上コーヒーを飲む人では、2杯以下の人に比べ、2型糖尿病の危険度が2分の1になる」と報告しています。フィンランドの調査でも、「1日3～4杯のコーヒーを飲んだ場合、飲まない人に比べて女性で29％、男性で27％糖尿病にかかる率が減少する」という結果が出ています。

また、コーヒーには、耐糖能異常への予防効果があるという研究結果もあります。耐糖能とは、食事によって上がった血糖値を下げて正常に保つ働きのことで、これが異常になると、糖尿病予備軍といえます。

つまり、**コーヒーを多く飲む人ほど、正常な血糖値を保ちやすく、コーヒー5杯で4割近く糖尿病になるリスクが低くなる**とわかったのです。

最近、コーヒーと2型糖尿病との関係について、さまざまな報告をまとめた解析結果が公表されました。それによれば、**1日に3～4杯のコーヒーを飲むことによって、糖尿病になるリスクが約25％減少する**とされています。

ただ、コーヒーのどのような成分がその効果をもたらすのかは、まだはっきりと確認されたわけではありません。

コーヒーは砂糖抜きで

コーヒーを飲むことは血糖値を下げるために悪いことではなさそうです。しかし、砂糖を入れないことが肝心です。とくに缶コーヒーは血糖値コントロールの敵。驚くほどの糖質が含まれていることを頭に入れておいてください。

コーヒーを飲むときは、できれば無糖で、どうしても無糖が苦手な人は、人工甘味料で甘さを補うようにしましょう。

また、体にいい作用がある反面、コーヒーに含まれるカフェインは、覚醒作用や利尿作用、頭痛、倦怠感、軽いうつなどの原因にもなるともいわれています。**飲みすぎには十分注意**してください。

つき合い酒をするときの注意ポイント

食事のクセや太る原因は人によって違いますが、女性に多いのは甘いもの（お菓子）やごはん（白米）の食べすぎ、男性に多いのはお酒の飲みすぎです。

血糖値の高い男性はアルコールを控えるよう指導されることが多いのですが、じつは、アルコール自体が血糖値を上げるわけではありません。アルコールは1g＝7キロカロリーと高カロリーですが、これはエンプティカロリーといわれ、体内ですぐに燃焼されるエネルギーです。

血糖値を上げるのは、カロリーではなく糖質です。アルコールは体内でブドウ糖になることはないので、直接、血糖値を上げる作用はありません。ただし、間接的に血糖値を上げるので、注意が必要なのです。

お酒が血糖値を上げる2つの理由

通常、体内に摂取された糖質はブドウ糖に分解されて肝臓に運ばれ、その後、血液の流れにのって全身に運ばれます。しかし、使われずに余ったブドウ糖は再び肝臓に戻ってきて、グリコーゲンになって貯蔵されます。

アルコールは、この**グリコーゲンをブドウ糖に分解するのを促す作用があるため**、アルコールを摂取すると**血糖値が上がる**のです。これは一時的なものですが、飲酒が間接的に血糖値を上げるひとつめの理由です。

血糖値を下げるために注意しなければならない2つめの理由は、アルコールそのものではなく、お酒に含まれる糖質です。

お酒は大きく、醸造酒と蒸留酒に分けられます。

日本酒やビールなどの**醸造酒は穀類や果実などを発酵させてつくったもので、糖質を含んでいるため、血糖値を上げてしまいます**。最近は「糖質ゼロ」を謳った商品もあるので、そういったものを選ぶようにしてください。

血糖値を下げるためには飲酒は避けたいものですが、つき合いで飲む際は、焼酎やウイスキー、ブランデーなど**糖質を含まない蒸留酒を選ぶとよい**でしょう。しかし、焼酎1合、ウイスキーダブル2杯は、ごはん軽く1膳と同じ200キロカロリーです。

また、梅酒などの**甘い果実酒やカクテルは**さらに要注意。**ベースは蒸留酒ですが、砂糖がたっぷり使われているので、血糖値を上げます。**

ご馳走のカロリーと糖質に気をつける

お酒のカロリーや糖質よりも気をつけなければならないのは、ツマミに含まれるカロリーや糖質、塩分です。

血糖値を上げないよう気を配った少量の晩酌のツマミであれば、それほど気にする必要はありません。しかし、会社の忘・新年会や冠婚葬祭、同窓会、サークルの飲み会など、つき合いで飲む宴席では、〝吉田式食前キャベツ〟を実行することができません。そして野菜たっぷりどころか、高カロリーで糖質も塩分もたっぷりのご馳走がずらりと並んでいるものです。

宴席や飲み会で**避けたいツマミはフライドポテト、お好み焼き、ギョウザ、ポテトコロッケ、ピザなど**です。糖質や脂質がたっぷり含まれています。さらに、飲んだあとの締めのラーメンは、血糖値コントロールの最大の敵と心得てください。

反対に**食べてもよいツマミは、刺身、焼き鳥、焼き魚、冷奴、葉もの野菜のお浸し、枝豆、チーズなど**。いずれも糖質が低いものばかりです。

前にも述べましたが、つき合い酒では〝吉田式食前キャベツ〟がほとんどできません。私も講演などで地方へ行くと、地元の方に旬のおいしいものをご馳走になります。そんなときは翌日の夕食をキャベツと温野菜だけにしています。

もし、ご馳走をたくさん食べてしまったら、翌日、翌々日には夕食のごはんを食べない、ごはんを半分だけにするなど、糖質カットやカロリーの低い食事を心がけ、2、3日以内に帳尻を合わせるようにしてください。

避けるべき ツマミ

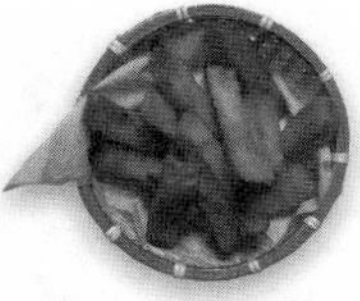

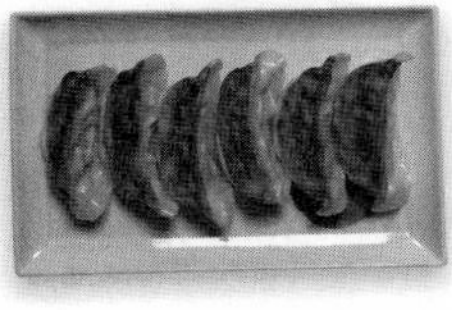

フライドポテト、お好み焼き、ギョウザ、ポテトコロッケ、ピザは糖質たっぷり。

食べてもよい ツマミ

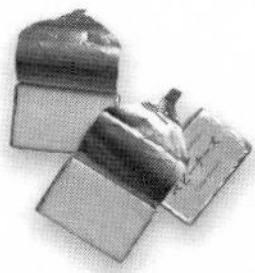

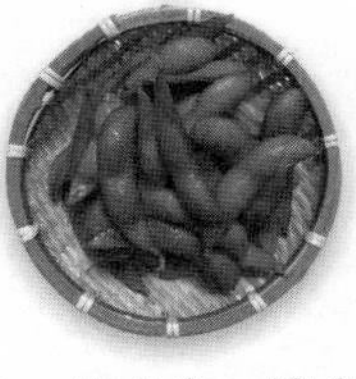

刺身、焼き鳥、焼き魚、冷奴、葉もの野菜のお浸し、枝豆、チーズは糖質が少ない。

お酒をごはんに換算してみよう

前項で、アルコール自体のカロリーはエンプティカロリーと呼ばれ、すぐに燃焼されるエネルギーだと述べました。とはいえ、高カロリーであることは間違いありません。お酒をやめろとはいいませんが、せっかく〝吉田式食前キャベツ〟に取り組むのであれば、**お酒が高カロリーであるという意識を持って、晩酌やつき合い酒の席につくべき**でしょう。

エンプティカロリーなのに、なぜ、酒好きの人のおなかがポッコリしているか。同僚と居酒屋で、酒好きの人が必ず口にする言葉が「とりあえずビール！」。とりあえずのあとは、日本酒や焼酎へと進んでいくものです。そして血糖値が気になりながらも、酔いに任せて「今日はいいか」と、糖質もカロリーもたっぷりのツマミを食べてしまうからです。

お酒をやめればおなかもスッキリ

欧米ではビール腹を「偽クッシング病」と呼びます。

「クッシング病」は副腎がコルチゾールを多量に分泌するような腫瘍ができるために起こる病気で、顔が真ん丸に腫れたようになったり、おなかがポッコリ出たり、首のうしろに脂肪がつくなどの症状が表れます。

ビールを飲むと、翌日のコルチゾールの分泌が、飲まない日と比べると2倍になります。このコルチゾールの増加が内臓脂肪を増やし、ビール腹を引き起こします。クッシング病患者のビール腹とそっくりなおなかなので、「偽クッシング病」と呼ばれているのです。

ビール腹に象徴されるように、飲酒が原因で太っている人は少なくありません。そして**肥満は、血糖値コントロールの敵**です。ビール腹は2週間ほどお酒をやめれば、内臓脂肪が減少しスッキリ引っ込みます。

お酒の適量 （ごはん1膳〔120g＝約200kcal〕としたときの量）

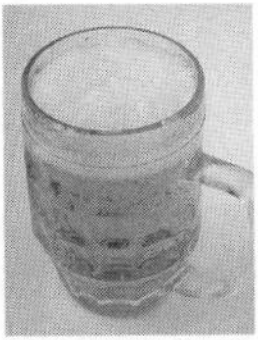
ビール 500mℓ

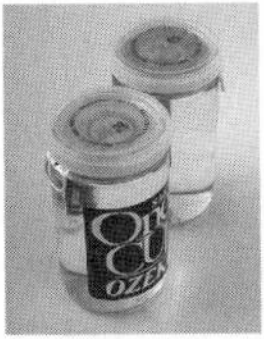

日本酒 1.5合

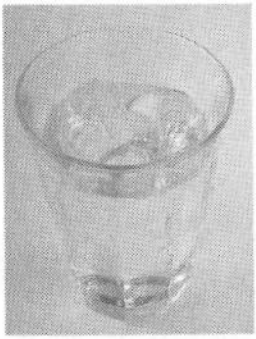
焼酎 200mℓ

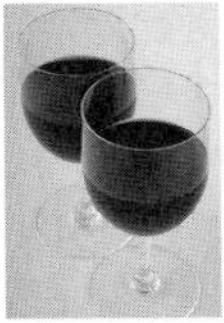
グラスワイン 2杯

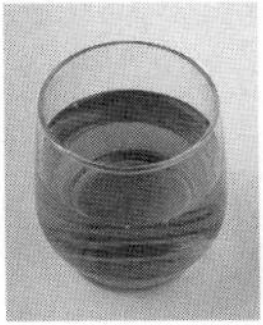
ウイスキー ダブル2杯

column

バイキングは危険！血糖値が下がりにくくなる

バイキングでは「よ〜し、元をとるぞ！」と、ドカ食いしがちです。血糖値を下げたいのであれば、ドカ食いはもちろんNG。**ドカ食いすると血糖値が急上昇して大量にインスリンが分泌**されます。その結果、**余分な糖が脂肪に変わり、体に蓄えられて肥満に**なってしまいます。

それだけではありません。急上昇した血糖値は急に下がるため、ふつうに食事をしたときよりも、ドカ食いしたあとのほうが空腹感が強くなります。そしてまたドカ食いをしてしまうという、負のスパイラルに陥ってしまうのです。

それならドカ食いせずに、時間をかけて少しずつ食べれば、バイキングは許されるのか？　ダメです！

多少の個体差はありますが、血糖値がピークになるのは、食後１時間ほど経ったころです。時間をかけてダラダラと食べ続ければ、最初のころに食べたぶんで血糖値がピークになっているところへさらに糖質が追加され、血糖値が高い状態が続いてしまいます。そればかりか、摂取カロリーもうなぎ上り！　どんな食べ方をしても、バイキングは危険だと知ってください。

パート

4

血糖値が下がると得すること

肥満が解消する

血糖値が高い状態が続く糖尿病予備群や**糖尿病の初期には、**たっぷり内臓脂肪がついたおなかポッコリの**肥満傾向の人が多く見られます。**内臓脂肪や異所性脂肪の脂肪過多が糖尿病発症の元凶だということはすでにパート1でも述べました。

高血糖の肥満がさらなる肥満を呼ぶ!?

やせている人のおなかはペッタンコで太っている人のおなかはポッコリ出ています。最近の研究では、**食べれば食べるほど、人の脂肪細胞も増加する**ことがわかってきました。おなかポッコリの大きな原因は、脂肪をたくさん抱え込んで脂肪細胞が増殖しているからです。

増殖し、肥大した脂肪細胞からは、インスリンの効きを悪くする**悪玉ホルモン**ともいうべき、**「TNF-α」や「レジスチン」が大量に分泌**されます。

この悪玉ホルモンのせいで、血糖値が上がってもインスリンの効きが悪くなり、**大**

量のインスリンが必要になって、インスリンをどんどん無駄づかいしてしまいます。

このような状態が慢性化してしまうと膵臓（ランゲルハンス島のβ細胞）は疲弊して、やがてインスリンをつくることができなくなります。

やせた人の小さな脂肪細胞からは、脂肪の燃焼や糖の取り込みを促進し、インスリンの効きをよくする「アディポネクチン」という物質が分泌されます。別名「やせホルモン」とも、「長寿ホルモン」とも呼ばれる善玉の物質です。

不思議なことに同じ人が持つ脂肪細胞でも、増殖し肥大化した場合と、コンパクトな場合とでは、まったく逆の性質を持ったものが分泌されます。腹の中に隠された脂肪細胞には真逆の二面性が潜んでいるのです。

しかし、高血糖の状態を放置したまま、肥満から目を背け、脂肪細胞を増殖、肥大化させていると、「不健康のスパイラル」が延々と続くことになります。

不健康のスパイラル

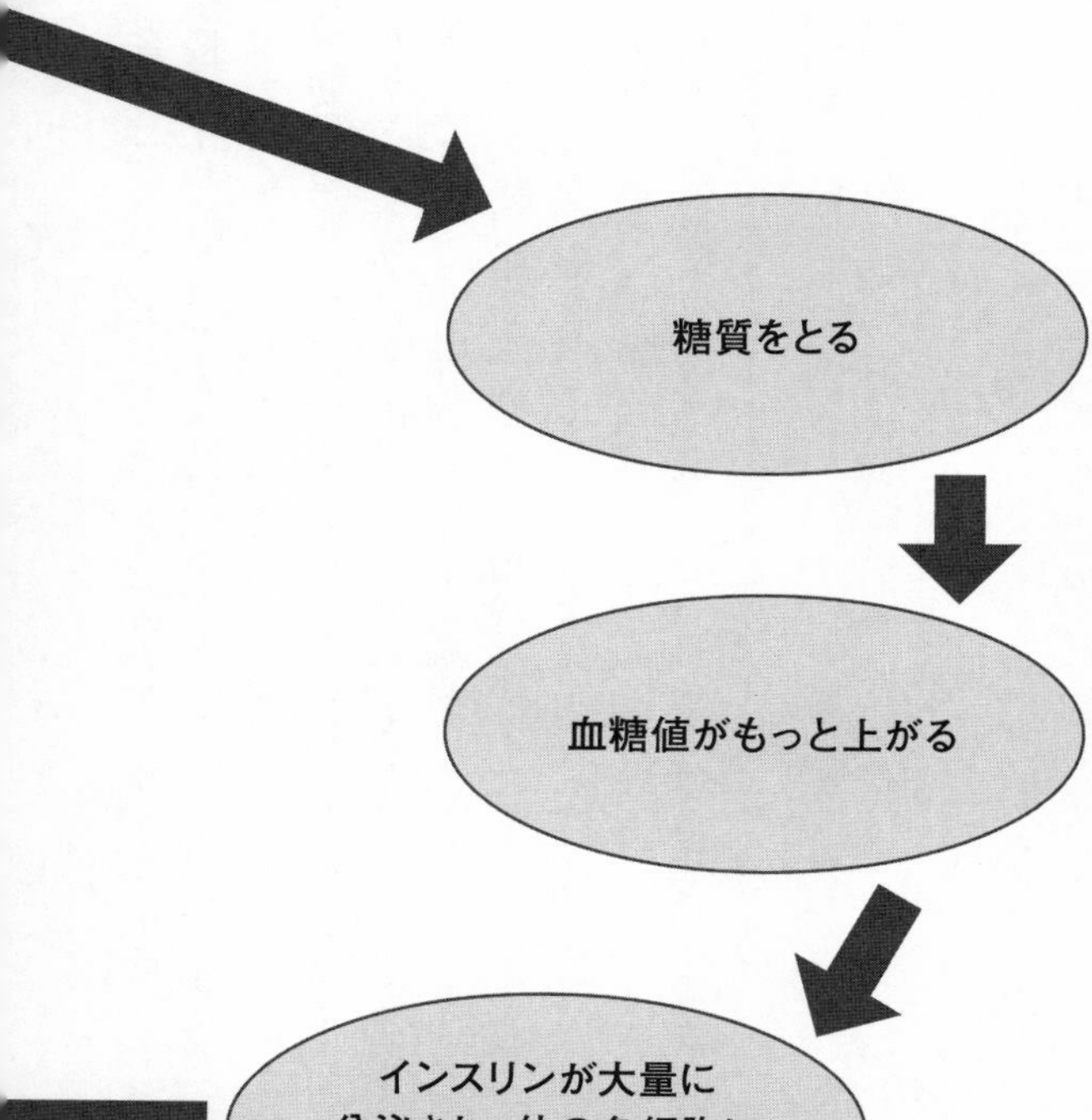
分泌され、体の各細胞に
糖が送り込まれる

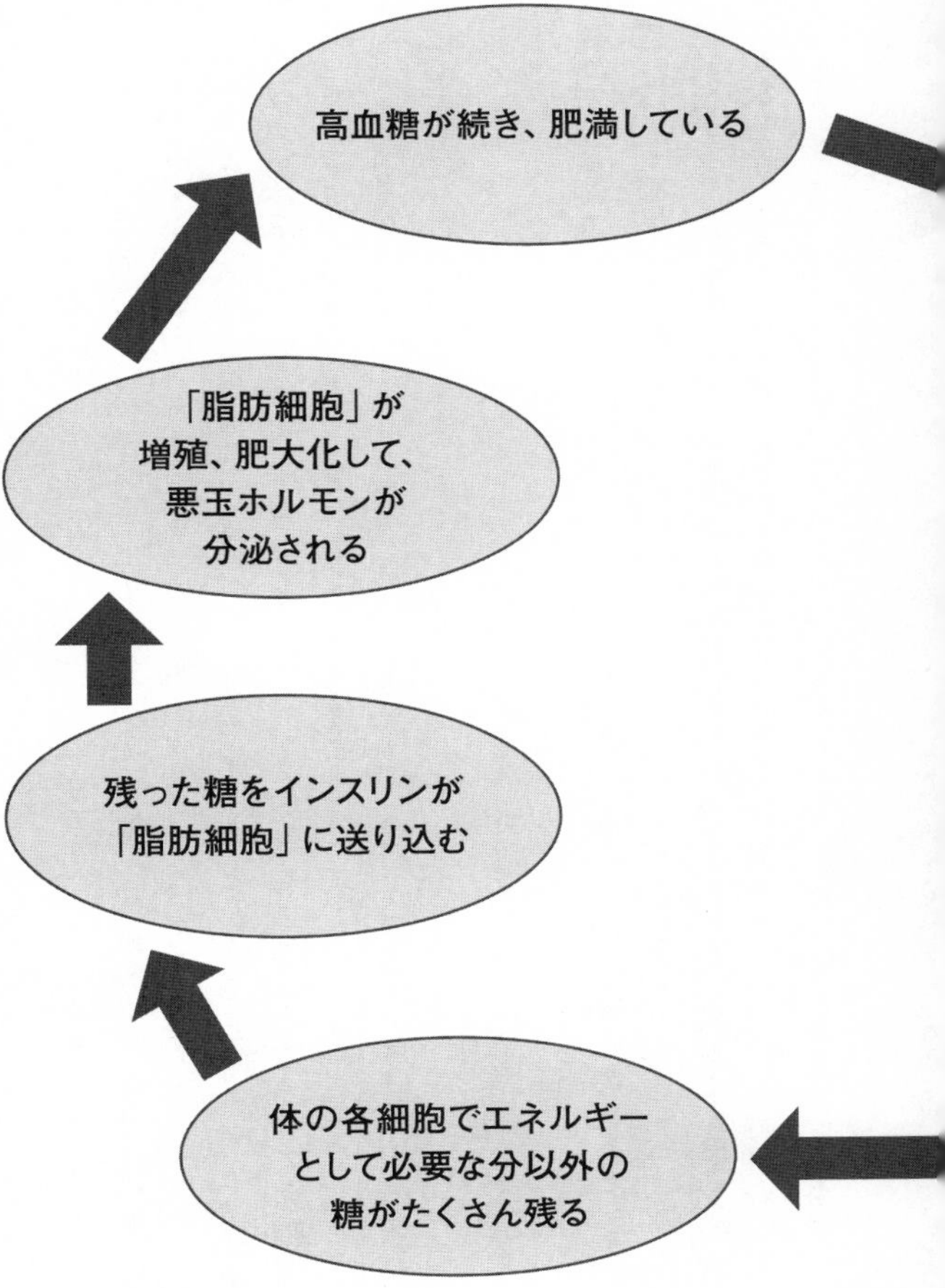
高血糖が続き、肥満している
「脂肪細胞」が
増殖、肥大化して、
悪玉ホルモンが
分泌される
残った糖をインスリンが
「脂肪細胞」に送り込む
体の各細胞でエネルギー
として必要な分以外の
糖がたくさん残る

脂肪細胞の二面性を利用してやせる！

「不健康のスパイラル」を止められるかどうか。ここがターニングポイント、運命の分かれ道です。脂肪細胞の二面性をうまく利用し、肥満細胞を減らし、小さな脂肪細胞を味方にすれば「不健康のスパイラル」から脱出することは可能です。

血糖値が高めで太り気味、糖尿病予備群か初期の糖尿病とわかった時点で、**〝吉田式食前キャベツ〟の食生活**に取り組んでみてください。**糖質を摂る量を減らして血糖値を下げれば、インスリンの無駄づかいをしなくてすみます。**

少しの工夫で肥満を解消することができ、「不健康のスパイラル」を「健康のスパイラル」に変えることができます。

「健康のスパイラル」が軌道にのる目安は、パート2のポイント8でも解説しましたが、3か月。

今の**体重の3％ほど減らせばいい**のです。100kgの人なら3kg、80kgの人なら2・4kgやせるだけで効果は表れます。

2〜3kg減量するだけで、増殖し肥大化した脂肪細胞が小さくなり、悪玉ホルモンの分泌量が少なくなるか、まったく**分泌しなくなる**ことさえあります。

インスリンの働きを悪くする悪玉ホルモンの分泌量が減れば、インスリンは本来の力を取り戻します。**インスリンがきちんと働くようになれば、血糖値が上がってもすぐ下がる正常な状態に**戻るのです。

健康のスパイラル

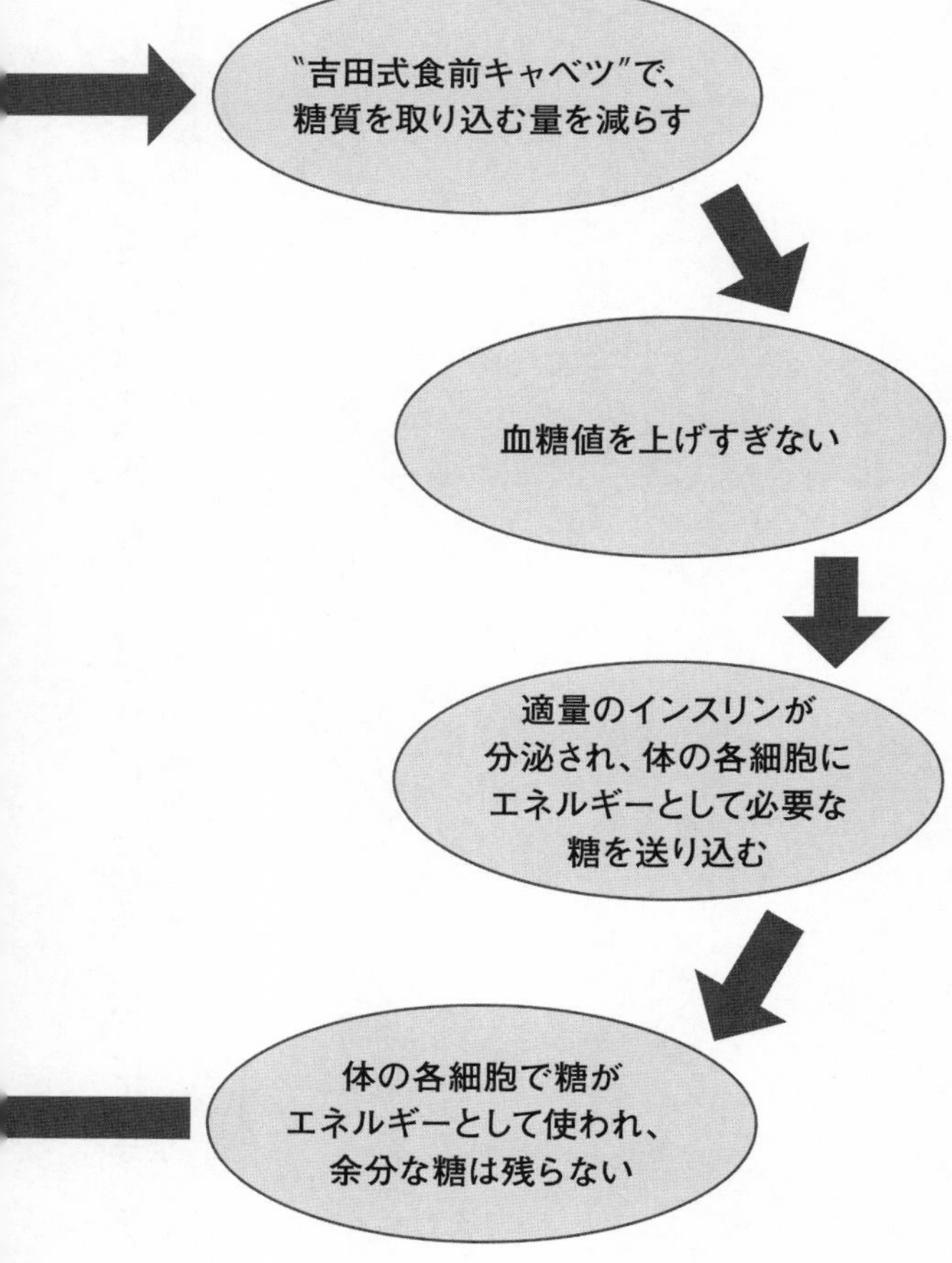
"吉田式食前キャベツ"で、糖質を取り込む量を減らす
血糖値を上げすぎない
適量のインスリンが分泌され、体の各細胞にエネルギーとして必要な糖を送り込む
体の各細胞で糖がエネルギーとして使われ、余分な糖は残らない

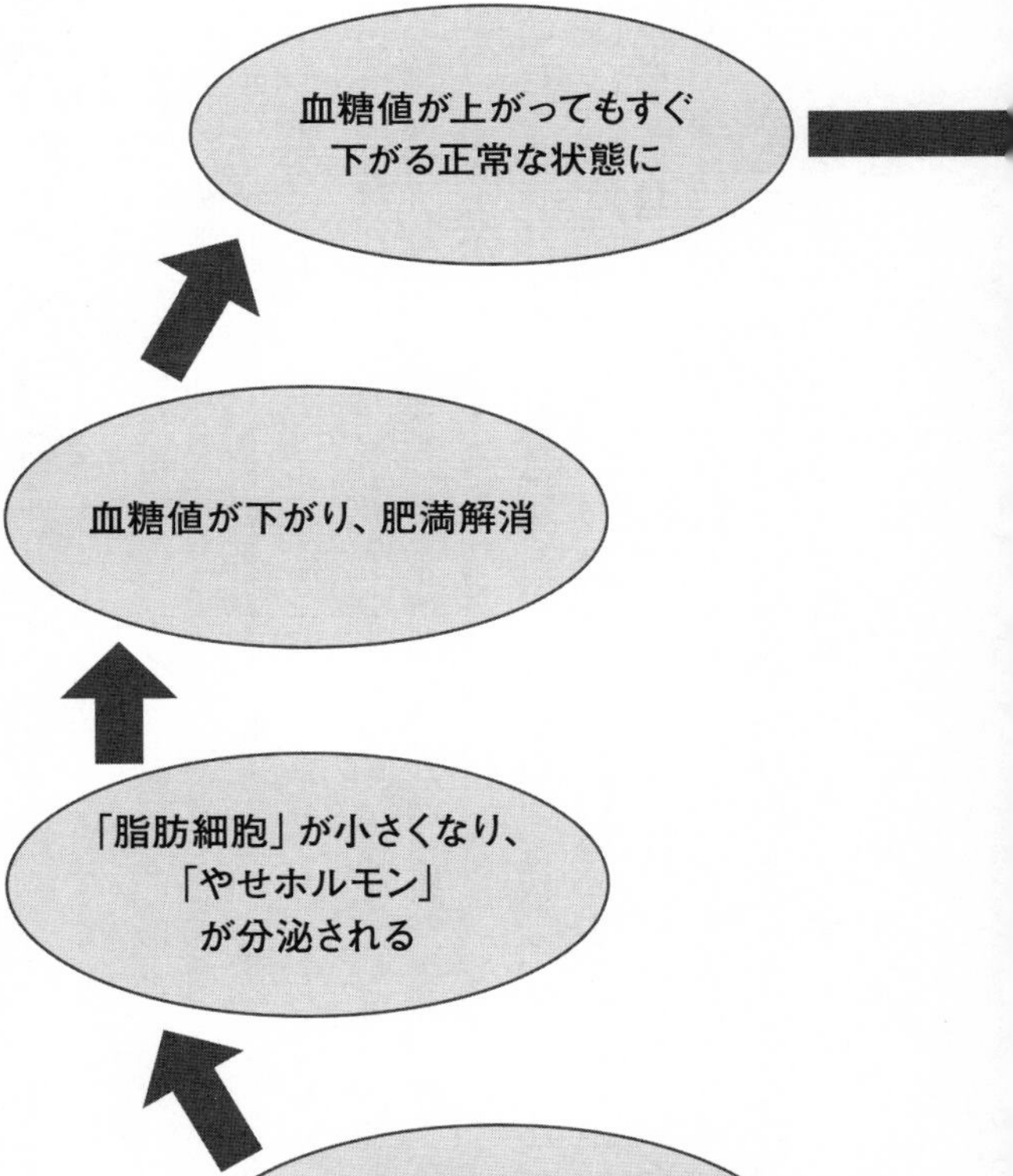
血糖値が上がってもすぐ
下がる正常な状態に
血糖値が下がり、肥満解消
「脂肪細胞」が小さくなり、
「やせホルモン」
が分泌される
「脂肪細胞」の脂肪が
エネルギーに変えられ
使われる

膵臓の働きが回復する

高血糖や糖尿病と深いかかわりがあるのが、膵臓の働きです。

膵臓は胃の裏側にある、15㎝ほどの横に細長い臓器（27ページ図参照）で、食べものを消化する膵液をつくり、十二指腸に送り出す働きをしています。また、膵臓のランゲルハンス島のβ細胞から血糖値を下げる作用がある唯一のホルモン、インスリンを分泌しています（25～27ページ参照）。

過剰に糖質やカロリーを摂り続けると、内臓脂肪が蓄積し、インスリン抵抗性状態になり、インスリンの働きが悪化し、高血糖の状態が続きます。

高血糖の状態が続いていると、インスリンはどんどん分泌されます。やがて分泌が追いつかなくなり、空腹時でも血糖値が高くなります。インスリンを出しても出しても血糖値が下がらない状態になり、ついには糖尿病へと進みます。この間、インスリンはどんどん無駄づかいされ、やがては枯渇してしまいます。

このような過程で、膵臓（ランゲルハンス島のβ細胞）は疲弊し、ついにインスリンをつくれなくなってしまいます。

インスリンが出ているうちに手を打つ！

しかし、インスリンが出ているうちに、食生活を改善し血糖値を適正に下げると、過剰な脂肪が減り肥満が解消、膵臓のインスリンをつくる働きも回復します。

膵臓が回復すれば、血糖値コントロールもうまくいくようになります。

私は、太っている糖尿病の人１８０名に、体重を15％以上減らすチャレンジをしてもらったことがあります。そのチャレンジで減量に成功した人は54名でした。うれしいことに、そのうち32名はブドウ糖負荷試験の検査数値が正常型にまで回復することができました。

この結果からも、肥満を解消し血糖値を適正に下げた32名の人の膵臓の働きは回復し、血糖コントロールに非常によい影響を与えたと考えられます。

糖尿病と診断されても、膵臓が機能を取り戻し、検査数値が正常型にまで回復する可能性があります。その状態をずっと維持できれば健康な人と変わりありません。

インスリンが出ているうちなら、膵臓の働きも回復が期待できるのです。

糖尿病を回避できる

糖尿病は発症の要因、原因から大きく分けて1型、2型がありますが、日本人の糖尿病患者の約95％は2型糖尿病といわれています。その主な原因は「肥満」「運動不足」「暴飲暴食」「ストレス」など、生活習慣の乱れです。だからこそ生活習慣病の中でも代表的な疾患とされています。

このような原因に気をつけて日常生活をすごせば、血糖値を適正なところまで下げることは可能です。血糖値が適正になれば2型糖尿病を遠ざけることはできます。逆に日々の生活習慣に無頓着であればあるほど血糖値は上昇、自ら糖尿病に近づいていくことになるのは間違いありません。大切なのは自らが「糖尿病になりにくい体」をつくることです。

生活改善は世界共通

どうしたら「糖尿病になりにくい体」をつくり、糖尿病を回避できるかについては、フィンランド(Finnish Diabetes Prevention Study)、アメリカ(Diabetes Prevention Program)、中国(Da Qing IGT and Diabetes Study)、インド(Indian Diabetes Prevention Program)、日本(Toranomon Study)など、世界各国でも研究されています。

研究の結果は各国共通なことが多く、**糖尿病予備群で食事や運動、減量などの生活習慣の対策をとった人は、対策をとらなかった人と比べて、2型糖尿病の発症を29～67％予防できるとされています**。やはり生活改善に取り組み、血糖値を下げることは欠かせません。糖尿病を回避する万国共通の最善策です。

最近は薬で2型糖尿病の発症を予防する方法もあります。日本では、心血管病がハイリスクで、75g経口ブドウ糖負荷試験の2時間値が高い、いわゆる血糖値スパイク(50～53ページ参照)を起こしているようなタイプの糖尿病予備群の人に、ボグリボースという薬が保険適用になっていますが、この薬の糖尿病予防効果は40・5％程度です。数字からもわかるように、薬の予防効果は生活習慣の改善をしっかり行った効果と、あまり変わりません。また、薬を飲んでも生活習慣を改善しなければ効果は期待できません。

それなら余計な医療費をかけるより、血糖値を上げない食事、運動、肥満解消のための対策や工夫をしたほうが、ずっと自分のためになります。**生活習慣の改善で血糖値を適正な数値に下げることができれば、糖尿病の回避につながります**。

三大合併症の恐怖から解放される

糖尿病の三大合併症（41～44ページ参照）のうち、最も早くから症状が表れることが多いのが糖尿病神経障害です。対応を怠ると糖尿病発症後3年ほどで全身にさまざまな症状が表れ始めます。

糖尿病神経障害を食い止める

痛みや温度などの刺激を感じる感覚神経に影響が出ると、手足のしびれや痛み、就寝中のこむら返り、熱い冷たいなどの感覚マヒが起こります。そのためケガややけどをしても気づかず、壊疽を起こして、重症化すると切断に至ることも少なくありません。

内臓や器官の働きを司る自律神経に影響が出ると、循環不全のために体の冷えやほてりが表れます。また発汗異常や立ちくらみ、食欲不振、下痢と便秘になりやすい便通異常、尿意や残尿感に異常が起こる膀胱障害、勃起障害などの症状に悩むことになります。さらに、低血糖を起こしている自覚症状がなくなり、突然意識を失い昏睡状態に陥ったり、痛みを感じないまま無痛性の心筋梗塞を起こすなどして、命の危険が迫ることもあります。

筋肉の動きの指令を伝える運動神経に影響が出ると、顔面神経マヒが起こり口から食べものがこぼれる、口元がゆがむ、シワが寄らない、よだれが垂れるなどの症状に見舞われます。外眼筋神経マヒが起こると、目を動かせなくなったり、目が一方に寄ってしまったりする症状が起こることもあります。

血糖値を下げて神経を守る！

このように糖尿病の神経障害は、全身の神経に障害を起こす危険があり、発症すると一生苦しみ続けることになります。すべては高血糖が原因です。高血糖で細小血管の血流が滞り、神経細胞に十分な栄養や酸素が行きわたらなくなり、全身の神経に障害が起こるからです。また、高血糖が続いたためにブドウ糖の代謝で生まれるソルビトールという物質が、神経細胞の中に蓄積して正常に働けなくなることも神経障害に拍車をかけます。

糖尿病神経障害を回避する方法はただひとつ、血糖値を下げることです。血糖値を適正なところまで下げコントロールできれば、血流は回復し神経細胞に栄養や酸素を届けることができます。神経の働きを阻む物質がたまることもなくなります。

糖尿病網膜症を進行させない

糖尿病の三大合併症のひとつ、糖尿病網膜症は眼に大きなダメージを与えます。日本人の中途失明の原因第2位です。糖尿病の初期では自覚症状はほとんどありません。しかし糖尿病を治療せず、何の手も打たずにいると、5年間で10%、10年間で30%、15年間で50%、20年間で70%の人に、網膜症が発症することが知られています。

糖尿病網膜症の怖いところは、末期まで進行しないとほとんど自覚症状が表れないこと。

初期（単純糖尿病網膜症）でも、すでに高血糖の影響で網膜の血流が悪くなり始めています。もろくなった毛細血管内にできた小さなコブが破れ点状に出血するなど、少しずつ異常が表れてきますが、自覚症状はまったくありません。

中期（増殖前糖尿病網膜症）には血管のコブが破れ、出血が拡がり、網膜の一部への血液が滞り、網膜が腫れてきます。視力低下もありますが、まだ自覚症状はほとんどありません。

末期（増殖糖尿病網膜症）まで進むと、網膜の血管が詰まり血液が届かなくなった場所に、酸素や栄養を届けようとする新生血管が伸びて、網膜の表面や眼球の内部に大きな出血が起こります。気づいたときには極度の視力低下、飛蚊症、網膜剝離、眼底出血、硝子体出血、緑内障も起こり、失明の危機に瀕した状態になっているのです。

発症前に血糖値を下げて視覚を守る!

私たちは、**視覚で外部からの情報の87%を得ている**といわれています。眼は最も重要な感覚器です。失明は一大事、何としても避けたいものです。そのためには**糖尿病網膜症を発症させないことが重要**です。

眼の網膜は、眼球に入ってきた光を受け取り、信号に変えて、視神経を介して脳へ伝達する組織です。カメラにたとえるとフィルムの役目をしています。網膜には眼球に栄養や酸素を運ぶ毛細血管がたくさん集まり、網目状に張り巡らされています。

高血糖の状態が続くと、やがて毛細血管のコブが出血し、血液が届かなくなる場所への酸素や栄養分の供給が悪くなって、糖尿病網膜症を発症します。

失明を避けるためには、血糖値が高めの予備群と指摘された時点で、血糖値を下げてください。血糖値を適切な数値まで下げてキープできれば、網膜の毛細血管の状態は回復します。

万が一、糖尿病網膜症を発症してしまっても、**初期のうちに血糖値を下げる対策をとれば改善する**可能性はあります。日ごろから、自分の血糖値を注意深くチェックすることが眼を守るのです。

糖尿病腎症も血糖値コントロールで止める

糖尿病三大合併症の**糖尿病腎症は、透析療法が必要になる原因の第1位**です。毎年新たに3万人以上が透析療法を始め、そのうち約4割が糖尿病腎症によるものです。

血液透析を受けるようになると、週3回、1回4時間程度の透析を受けなければなりません。拘束時間がとても長いため、不本意でも働き方や仕事そのものを変えなければならなくなります。また、リタイアしたあと、楽しみにしていた旅行にも気軽に行けなくなるなど、QOL（クオリティ・オブ・ライフ＝生活の質）の低下をもたらし、人生設計にも大きな負の影響を与えてしまいます。

また、**米国健康・栄養調査**（NHANES）**によると、2型糖尿病で腎症の合併症を起こしている人は、10年以内の累積全死亡リスクが31・1%**と高い数値が報告されています。糖尿病腎症はとくに死亡率が高い合併症で、寿命を縮めることにもつながるのです。透析療法は命をつなぐ最後の砦、嫌でも一生のつき合いとなってしまいます。何とか、糖尿病腎症を阻止して透析療法のお世話にならずに天寿をまっとうしたいものです。

血糖値を下げて腎機能を守る！

腎臓は体内の血液を濾過して、不必要な老廃物を尿として排泄し、血液をきれいにします。また、アミノ酸などの必要成分を血液中に再吸収させる働きもしています。その働きは腎臓に約200万個ある、毛細血管が球状に密集している糸球体という部位が担っています。

血糖値が高い状態が続き、糸球体の毛細血管に支障が出ると、血液を濾過する働きは低下し糖尿病腎症を発症します。発症すると腎臓の働きは次第に低下し、血液中に老廃物が蓄積して、最終的に生命の危険にさらされます。

糖尿病腎症の病期は進行に従って第1期から第5期までの段階に分けられていますが、第5期まで重症化すると腎不全を起こし透析療法が必要になります。

腎不全からの透析療法とならない最善の予防策は、血糖値が高いと指摘されたら、腎症が発症する前に血糖値を下げてコントロールすることです。発症前であれば、血糖値を下げることで糸球体の毛細血管を回復させ、腎機能を守ることができます。

もし、腎症となっても第1期か第2期であれば、血糖や血圧のコントロールに取り組み、たんぱく質を摂りすぎないようにして進行を防げば、QOLを維持することは可能です。この段階で進行を食い止めることが、とても重要です。

肝臓への負担も軽減する

肝臓に脂肪がたくさんたまり、フォアグラ状態になるのが脂肪肝です。脂肪肝には、お酒を飲みすぎた人がなるアルコール性の脂肪肝と、**お酒をあまり飲まないのに肝臓に脂肪がたまる非アルコール性の脂肪肝**があります。非アルコール性の脂肪肝の人でも肝臓の病気が進行してしまうことがあり、脂肪肝から脂肪肝炎や肝硬変に進行した状態を含む肝臓病を**「非アルコール性脂肪性肝疾患(NAFLD)」**といいます。その多くが肥満、糖尿病、脂質異常症、高血圧を伴っており、メタボリックシンドロームの肝臓病とされています。つまり、NAFLDは**2型糖尿病の合併症のひとつ**といえます。

京都府立医科大学消化器内科の瀬古裕也医師の研究によると、糖尿病患者の肝臓の硬さを計測した145例で、男性の74%、女性の60%がNAFLDと診断されたといいます。NAFLDは徐々に「非アルコール性脂肪肝炎(NASH)」に進行し、肝硬変や肝がんになる可能性があります。また**糖尿病は肝がんのリスクを2~2・5倍に**するともいわれています。逆に**糖尿病の人に脂肪肝があると、糖尿病そのものを悪くする**

原因になるともいわれています。

血糖値を下げて肝臓の脂肪を減らす!

肝臓は「沈黙の臓器」と呼ばれていて、かなり傷んでいても自覚症状がなく、自分では脂肪肝になっているかどうかはわかりません。心配な人は、健康診断の結果を見てください。肝機能検査ALTの数値が男性は30U/L以下、女性は20U/L以下が適正値です。この数値を超えてくるあたりから、肝臓に余分な脂肪がたまり始めている可能性があります。

脂肪肝を解消し、本格的な**肝疾患のリスクを減らすためには**、やはり**食事の改善、運動、加えてお酒を控えて、血糖値を下げる生活をしてください**。血糖値を下げ、体重が数キロ減ったころには、肝臓にたまった脂肪が減り、肝機能が回復してきます。**肝機能が回復すると、血糖値のコントロールも行いやすくなります**。

うれしいことに肝臓についた脂肪は、ほかの内臓脂肪や皮下脂肪より先に落ちやすいので効果てきめんです。他方、脂肪はほかの臓器より先に肝臓につくという特徴もあります。血糖値を上げる生活習慣に戻ってしまうようなことになれば、再び脂肪肝に逆戻りしてしまいます。血糖値を下げてコントロールする日々の積み重ねが肝心です。

動脈硬化の進行がストップする

高血糖の状態が続くと、太い血管では動脈硬化が起こります。動脈の内側にさまざまな物質が沈着し、それが厚く硬くなってプラークができ、血流が滞る、血管が詰まるなどして、やがて脳梗塞、心筋梗塞、閉塞性動脈硬化症など、命にかかわる疾患を引き起こします。

糖尿病の人は糖尿病でない人に比べて、脳梗塞は2～4倍、心筋梗塞は3倍以上、発症頻度が高くなるといわれています。

閉塞性動脈硬化症では足の太い血管の動脈硬化で血液の循環が悪くなります。歩行困難になり、痛みが出て悪化すると、**潰瘍や壊疽を起こして足を切断することも**あります。**糖尿病の人の10～15%に閉塞性動脈硬化症**が起こっています。

日本人の死亡原因の第1位は「がん」で約30%。第2位は動脈硬化が原因の心筋梗塞、不整脈、心不全など心臓疾患。そして第4位は動脈硬化が関係する脳血管の疾患です。第2位と第4位を合計すると死因の約25%。この割合は、がんの割合に近く、日本人のおよそ4人に1人は動脈硬化が引き起こす血管病で亡くなるのです。

ここで注目したいのは、まだ糖尿病になっていない人、糖尿病予備群の人も命にかかわる血管病を引き起こす動脈硬化が起こり始めていて、太い血管が傷んでいるということです。

食後血糖値を下げて血管病を予防する！

糖尿病予備群でも動脈硬化は進行しますが、とくに大きな影響を与えているのが食後の血糖値。空腹時の血糖値が正常でも、**食後血糖値が上昇しやすい人**、いわゆる血糖値スパイク（50〜53ページ参照）を起こしている人は**動脈硬化が進みやすい**のです。

糖尿病予備群の段階から食後高血糖に十分注意し対策を立てることが、心筋梗塞や脳梗塞、閉塞性動脈硬化症などの血管病を予防し、命を守ることにつながります。血管病を発症すると、命が助かっても介護が必要な、長い闘病生活に入る人は大勢います。

そこで大いに実行したいのが、**食後血糖値を上げない食生活**です。ぜひ、〝**吉田式食前キャベツ**〟で野菜を先に食べる習慣を身につけてください。さらに、糖質が多く血糖値を急上昇させるごはんやパンを食べすぎたり、早食いしていないか、振り返ってみましょう。

食後血糖値を下げることで動脈硬化の進行はストップ、血管病は予防できます。これは健康的な生活を続け、人生を楽しむための大きなポイントです。

脂質異常も自然に改善する

糖尿病、脂質異常症、高血圧が並ぶと生活習慣病の三役そろい踏みです。どれかひとつ発症してもやっかいですが、併発していることが多くあります。

血液中の脂質にはコレステロール、中性脂肪、遊離脂肪酸といわれるものがあり、体をつくる上で欠かせない存在です。細胞膜やホルモンの材料、エネルギーの貯蔵庫、体の機能を保つなど大切な役割を果たしています。これらの脂質は食事で摂ったり肝臓でつくられたりして、血液中に一定の量で保たれるよう調節されていますが、食べすぎたり、調節が乱れると脂質異常症が起こります。異常が起こった状態では、血液中のLDLコレステロール（悪玉コレステロール）と中性脂肪が多くなりすぎ、HDLコレステロール（善玉コレステロール）が少なくなります。

脂質異常症は動脈硬化と最も密接な関係があります。放っておくと脳卒中や心筋梗塞などの深刻な血管病を引き起こしかねません。そしてまた、糖尿病も血管病を引き起こしやすいのです。ですから糖尿病と脂質異常症が合併した場合は、危険度がさらに上昇。**糖尿病の人でLDLコレステロールが160㎎／dℓ以上だと、100㎎／dℓ未満の人の3・7倍も心血管障害が起きやすい**という報告もあります。糖尿病で高コレステロールなら、間違いなく心血管障害発症のリスクを増大させます。

血糖値を下げれば連動して改善できる

まだ病気というほどではないけれど、血糖値もLDLコレステロールも高めだという、予備群の人も注意が必要です。両方一気に連動して悪化する可能性があるからです。

では、どうしたらいいのか。やはり、血糖値を下げる食生活と運動習慣にチェンジすることが体を守ります。連動して悪化するといいましたが、裏を返せば連動して改善できるということでもあります。**高血糖を改善し、高コレステロールを解消すると、糖尿病の人の心血管疾患発症が約30％抑えられる**こともさまざまな臨床実験からわかっています。血糖値を下げれば、脂質異常は自然に改善します。

糖尿病がある人は心血管疾患予防のために、脂質の管理を次の基準で行っています。LDLコレステロール120㎎／dℓ未満、HDLコレステロール40㎎／dℓ以上、中性脂肪150㎎／dℓ未満。血糖値を下げることとあわせて、脂質異常改善の参考にしてください。

感染症のリスクが下がる

私たちには、ウイルスや細菌から身を守る免疫システムがあります。体内に侵入しようとしてくるウイルスや細菌とつねに戦っている感染防御機構です。

ところが、**糖尿病で血糖値が高くなると、**免疫システムの主役ともいえる血液中の**白血球の働きが低下し、さまざまな感染症にかかりやすくなります。**加えてウイルスや細菌は血糖が大好物です。高血糖の環境があると、**ウイルスや細菌は糖をエサにして**どんどん増殖し、**感染症は急速に悪化**してしまいます。

また高血糖で血流が悪くなっていると、全身の組織に栄養や酸素が届きにくくなり、細胞の働きが低下。血流が悪いので白血球も病気が起こっているところに到達しにくくなり、**抵抗力が低下して回復に時間がかかります。**血流が悪いと、せっかく飲んだ薬も病気が起こっているところに届きにくく、その効果が弱くなります。さらに困ったことに、感染症にかかるとインスリンの働きを抑えるサイトカインなどの物質が分泌され、血糖値がさらに上昇してしまうので、糖尿病そのものにも悪影響が及びます。

こうなると、ただのかぜが一気に肺炎へとこじれやすくなります。もちろんほかの感染症も同じように悪化しやすくなります。ときには、健康なときには悪さをしない、**体に日常的に存在する微生物の常在菌が原因で、くり返し感染症にかかることも**あります。

血糖値を下げて免疫力を回復！

襲いかかる感染症はじつにさまざまです。呼吸器系の感染症ではかぜ、気管支炎、肺炎、結核。膀胱炎、腎盂炎などの尿路感染症。皮膚感染症ではカンジダ症、白癬（水虫・たむし）、足に壊疽を起こす非クロストリジウム性ガス壊疽。口腔内ではむし歯や歯周病が悪化。ほかにも胆のう炎、悪性の外耳炎や鼻炎などにも注意が必要です。

このような感染症にやられないようにするためには、抵抗力を高める必要があります。

抵抗力を弱め、感染症のリスクを高くしている根本原因は、血糖値が高すぎることです。かぜは万病の元ならぬ、**高血糖は万病の元**なのです。

血糖値を下げて、血流をよくし、免疫システムの機能を回復させれば大丈夫。まずは血糖値を上げている原因から目をそらさず、暴飲暴食を避け、十分睡眠をとり、仕事のストレスをためないことです。**血糖値を下げる食事や運動にトライしてください。**

column

血糖値は低すぎてもダメ!?

「血糖値は、低ければ低いほうが健康にいい」というわけではありません。

空腹時の**正常な血糖値の目安は70～120㎎／dℓ**。血糖値はこの範囲内に収まるようにコントロールすることが大切です。血糖値が**70㎎／dℓ未満なら低血糖状態**と判断します。**50～70㎎／dℓになると交感神経症の強い空腹感、冷や汗、動悸、頻脈、手指の震え、顔面蒼白、不安感などが表れ**ます。**50㎎／dℓ以下では中枢神経症状の頭痛、悪心、目のかすみ、集中力の低下、生あくびが見られ**、さらに下がって**30㎎／dℓ以下になると、意識混濁、けいれん、昏睡状態、異常行動が見られる危険な状態**になります。

低血糖の原因のひとつは生活習慣によるものです。食事を抜く、食事が不規則、酒の飲みすぎなどでの糖分不足、激しい運動などが原因になります。

もうひとつの原因は、糖尿病の薬を使った治療の副作用で、薬が効きすぎて血糖値が下がりすぎてしまう場合。とくに、高齢者は薬を分解・排出する機能が低下していて、血糖値を下げる薬が効きすぎて低血糖になりやすいので、血糖値のコントロールには注意が必要です。

パート
5

血糖値を上げない体をつくる習慣をつけよう

血糖値は維持することが重要！

パート2の「薬を使わず血糖値を下げるポイント」で、〝吉田式食前キャベツ〟と1日の食事量の徹底は〝3か月と区切って取り組むこと〟と述べました。3か月終わったときには、「血糖値が下がったからここで一度リセットしたい」「少し休んでからまた始めよう」「このまま頑張ってみよう」など、みなさんいろいろと考えることでしょう。

3か月に区切ったわけ

取り組む期間をなぜ3か月と設定したか、それには理由があります。

第1の理由は、最初から「この生活をずっと続けなければならない」と思うと、なかなか実践に踏み切ることができず、ズルズルと今のままの生活を続けてしまうからです。

第2の理由は、3か月くらいが生活のリズムをつくりやすいから。最初はつらくても、だんだん慣れていき、ちょうど3か月経つころには習慣になって、達成感を味わうことができるからです。「自分はここまで頑張れた」「やったらできる」「この生活も悪くない」そう思えたらしめたものです。

もちろん3か月に区切ったわけですから、その先は自分で判断すること。しかし、ここでやめては、非常にもったいない話です。

3か月の習慣をずっと続ける

最初の3か月間、頑張って血糖値が下がったのに、その後やめてしまい、元の生活に戻る人がいかに多いことか。元の生活に戻るということは、せっかく下がった血糖値がまた跳ね上がってしまうということ。「上がったらまたやればいい」と考える人は少なくありません。しかし、一度下がった血糖値がリバウンドしてしまうと、いくら次に頑張っても、最初に戻ったときほどにはよくならないのです。

食べることは〝本能〟です。だから、リバウンドしてしまう人が多く、そのたびに血糖値の戻りは悪くなり、糖尿病を発症、または進行させてしまいます。このときほど、血糖値のコントロール、糖尿病の治療が難しいと痛感させられることはありません。血糖値の安定、糖尿病進行停止のためにも、私は患者さんに、ずっと続けなさいとアドバイスします。今維持できれば、その後のQOL（クオリティ・オブ・ライフ＝生活の質）が格段に違うのですから。

生活習慣の乱れは血糖値を上昇させる

生活習慣というと、「子どもでもあるまいし……」と思う人もいるかもしれません。しかし、実際は、おとなの乱れた生活習慣のほうがずっとやっかいなのです。子どもの場合には順応性もあるため、比較的生活習慣の改善は楽にできます。ところが、長い間染みついたおとなの生活習慣を改善するのは一筋縄ではいきません。

3か月の〝吉田式食前キャベツ〟も、その一歩を踏み出すまでが非常に大変で、元に戻るのは簡単です。**生活習慣の乱れが血糖値を上昇させる**ということを忘れないでください。

夕食後の夜食は言語道断

つい先日の健康番組で、ダイエットの企画か血糖値の企画か、その部分は定かではありませんが、夕食のあとに必ず夜食やおやつを食べるという一家を例にあげて説明していました。私は、「夕食のあと、やっと下がった血糖値を上げたらあかんやないか！」と思いながら見ていました。

夕食のあとしばらくして何かを食べると、血糖値が上がるだけでなく、就寝時間も遅くなるため、成長ホルモン（詳しくは60〜61ページ参照）の分泌が悪くなります。成長ホルモンが分泌されなくなると、太りやすくなってしまうのです。

どうしても食後に甘いものが食べたくなったら、握りこぶし大1個分の果物にしておいてください。また、夜寝る時間が遅いと、夕食から時間が経っているため、空腹を感じてしまいます。そうなると夜食やおやつの誘惑に負けてしまいかねません。忙しくても**日付が変わらないうちに就寝する習慣を**つくってください。

暑い時期の水分補給にも注意

最近の日本の気候は、ゴールデンウィークごろから気温が高くなり、10月くらいになってもなかなか涼しくならないことが多くなってきました。暑いとどうしても冷たいものを飲んだり食べたりしてしまいがちですが、冷たい食べものや飲みものは、甘さを感じにくくなることを知っておいてください。

無糖のものであれば、飲んだり食べたりしても汗や尿として排出されるので問題ありませんが、**砂糖が使ってある飲みものや食べものには、日ごろから注意が必要**です。

規則正しく三度の食事を摂る

規則正しく、朝、昼、晩の三度の食事を摂るというのは、意外に難しいことかもしれません。客商売をしていれば、お客さんの時間に合わせた対応をしなければならないでしょう。運送業の人はハンドルを握っている時間帯かもしれません。すべての人が同じというわけにはいきませんが、自分なりのサイクルで三食摂るようにしてください。

三度の食事で1日のリズムをつくる

三度の食事をきちんと摂れば、食事と食事の時間が極端に開くこともなく、空腹からの大食いを防ぐことにもつながります。

まず、朝食はキャベツをよくかむことで脳に刺激が伝わるとともに、寝ている間に失ったエネルギー補給となり、体や脳を目覚めさせるスイッチになります。昼食は、午後に活動するためのエネルギー補給に欠かせません。昼食を抜いてしまうと、夕食時の暴食へとつながってしまうので、多少、時間がずれたとしても、必ず摂るようにしてください。

また、昼食と夕食は間隔が開きやすいので、おやつに手が伸びてしまいがちです。**小腹がすいたら、**パート2でも紹介しましたが、**握りこぶし大果物1個（バナナ1本またはりんご1個）を食べる。在宅の場合は、温野菜でおなかを満足させる**ようにしましょう。薄味の野菜の煮物をつくり置きしておけば、2、3日は持ちます。煮るのが面倒なら電子レンジを使えばすぐに食べられます。キャベツのほかにも、食物繊維が豊富に含まれている野菜なら、十分に夕食までの間をつなぐことができます。

日本人は夕食を豪華にしがちですが、これはあまり理にかなったことではありません。夕食後に何か活動をするわけではないので、むしろ夕食は少なくてもいいくらいです。たとえば、ランチ会議や接待ランチなどのあった日は、**夕食のごはんを減らす、果物は食べないなどで、1日の帳尻を合わせたい**ものです。

そして、**1日の終わりには、その日の起床時間や体重、食事の内容、運動などを思い出して記録**してください。そうすれば帳尻合わせもしやすくなります。

このように生活のサイクルができてくれば、3か月の〝吉田式食前キャベツ〟も習慣化しやすくなります。**生活のリズムを取り戻すには、軸となるものの指標に〝三度の食事〟を据える**ことが一番です。

食事のあとの少しの運動が効果を上げる

〝吉田式食前キャベツ〟に慣れてきたら、食後に少し体を動かして血糖値の上昇を防ぎましょう。体を動かすのと動かさないのとでは、血糖値を下げる効果は大きく違ってきます。

体を動かす目安は、食事を始めて30分経ったころ

血糖値を下げるには、①行動療法、②食事療法、③運動療法の3つが大事になります。

①行動療法……やる気スイッチを入れて行動を始めること。

②食事療法……〝吉田式食前キャベツ〟と温野菜、そして1日に必要な栄養を決められた量食べること（とくに筋肉を維持するためのたんぱく質を食べることが不可欠）。

③運動療法……体を動かすこと。

このなかでいちばんハードルが高いのが、③の運動療法です。しかし、〝体を動かす意味〟を知れば、積極的に取り組めるはずです。

食前にキャベツを食べると、糖の吸収を阻害して血糖値の急上昇を抑えます。ところが、30分もすると食物繊維は腸へ流れていき、その後は摂取した分吸収されていきます。

下のグラフで示したように、波はゆるやかになるものの、それ以降はふつうに食べたときと同じだけの糖が吸収されるのです。

そこで糖の吸収をさらに食い止めるのが運動です。

食べ始めて30分経ったころに、足踏みを5分するだけで血糖値が上がるのを止める

肥満・2型糖尿病患者の「食前キャベツ」と食後の運動による血糖値の推移

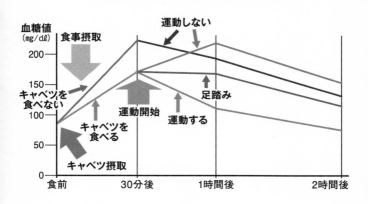

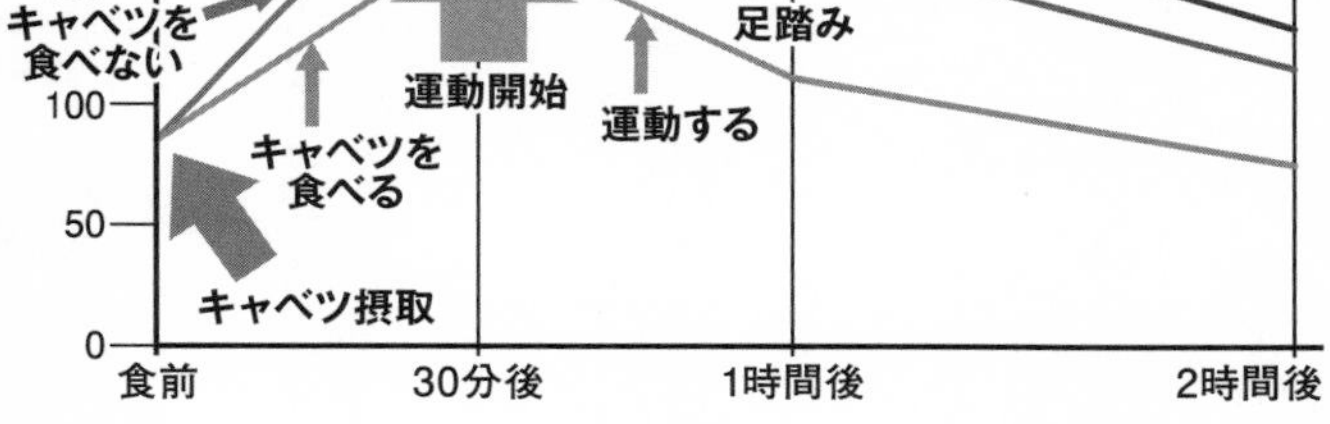

ことができます。少し頑張って15分以上体を動かすと、**血糖値は下がっていくのです。**

有酸素運動で食後の血糖値の上昇を抑える

運動といっても、息が切れるほど頑張る必要はありません。体が温まる程度で十分です。これには**15〜30分間のウォーキングが最適**です。1日5000歩程度でかまいません。

歩くことが習慣化されると、体重も自然と落ちていきます。すると、それに伴いインスリンの効きもよくなるので、血糖値が下がった状態で落ちついてきます。そのうえ、歩くことや運動によって、**インスリンの感度もよくなり、糖がエネルギーに変化しやすくなる**ので、**血糖値が上がりにくい体になっていく**のです。

天気が悪いときなどには、その場で足踏みをするだけでもかまいません。

ゆる筋トレをプラスすればエネルギー消費も上がる

ゆる筋トレとは、文字通りゆるく筋肉に負荷をかけるトレーニングのことです。**お勧めのゆる筋トレは、スクワット**です。スクワットと聞くと、きつい筋トレ、ひざが痛い人はできないというイメージがありますが、必ずしもそうではありません。

誰にでも簡単に、ひざも腰も痛めないスクワットを紹介しますので、ぜひ毎食後の習慣に取り入れてください。

ゆるく筋肉を鍛える　簡単スクワット

❶肩幅よりやや広めに
足を開いて立ち、
両手は腰に当てます。

ひざはつま先と
同じ向き
つま先は
やや外向き

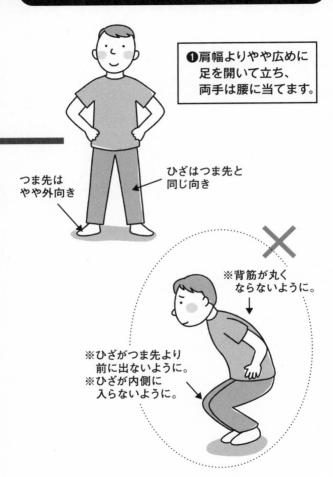

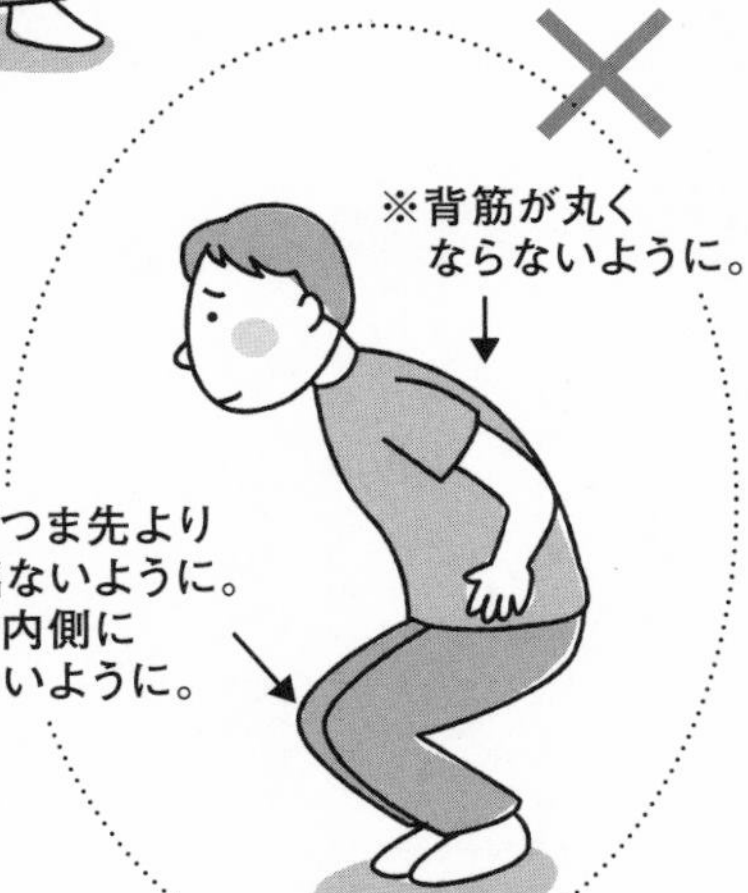

※背筋が丸く
ならないように。
※ひざがつま先より
前に出ないように。
※ひざが内側に
入らないように。

❷10秒くらいかけて、太ももが床と
平行になるくらいまで、腰を下ろします。

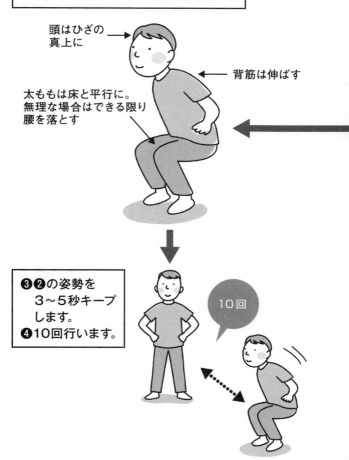

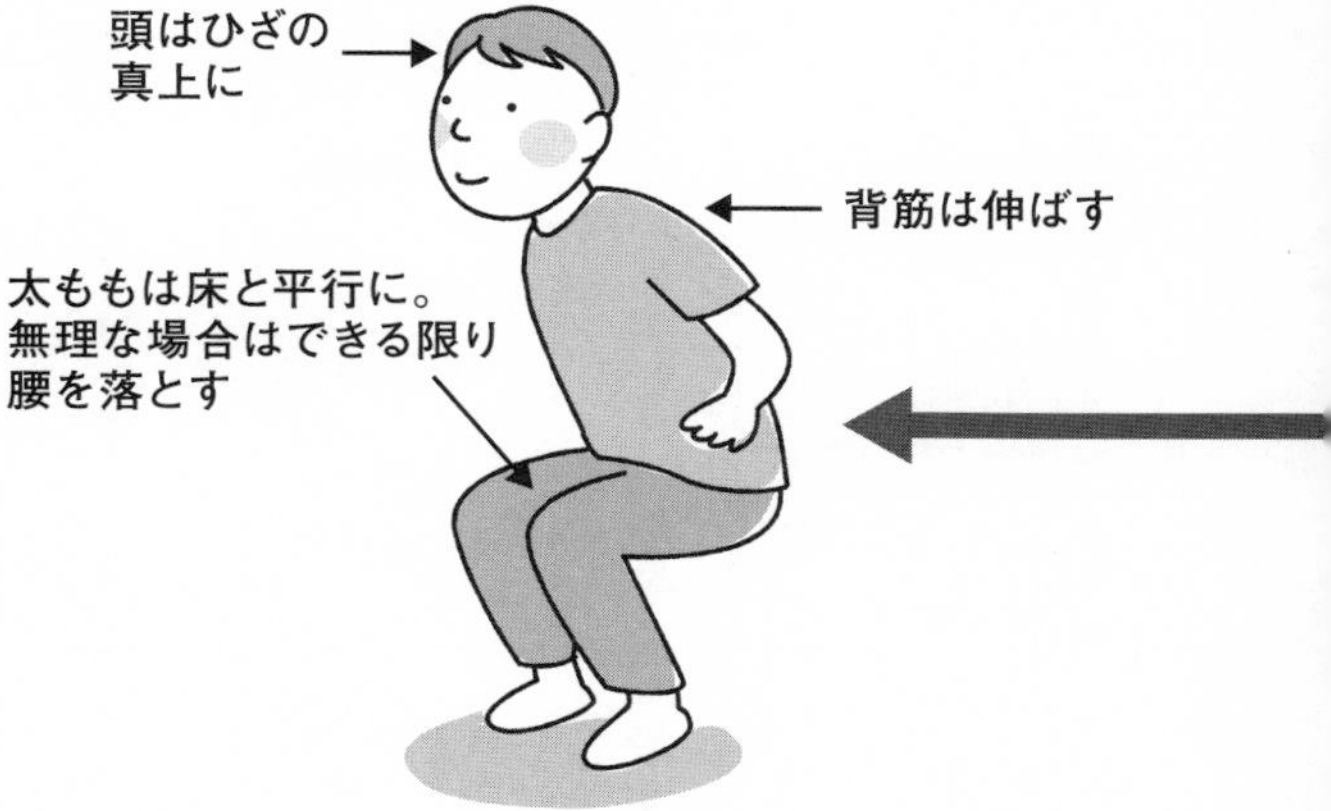

頭はひざの
真上に
背筋は伸ばす
太ももは床と平行に。
無理な場合はできる限り
腰を落とす

❸❷の姿勢を
3～5秒キープ
します。
❹10回行います。

座ったままでも運動はできる!

私が「運動をしてください」というと、多くの患者さんは「足が痛くてできません」といい返します。そこで私がいうのは、「手があるやないか!」。

みなさん運動というと、ランニングやジムで機械を使って行うような苦しい運動を連想するようです。しかし、筋肉は体のあちこちにあるわけですから、**足が動かなければ、手を動かせばいい**のです。発想を転換すれば、ほとんどの人は、いつでも、どこでも、運動することができるということ。

とくに、足が動かない、痛いという人に私が推奨しているのが、〝エア水泳〟です。座っていても手は動かせるわけですから、手だけでクロールの動きや平泳ぎの動きをすればいいのです。それだけでも、動かないよりも効果はあります。

テレビの近くに〝エア水泳〟と書いておけば、テレビを見ながらやる気になるかもしれません。**食後に10分行えば、血糖値の上昇もゆるやかに推移する**ので、ぜひ試してください。

吉田流　エア水泳

❶イスに深く座り、
クロールのように
左右交互に手を
５分間まわします。

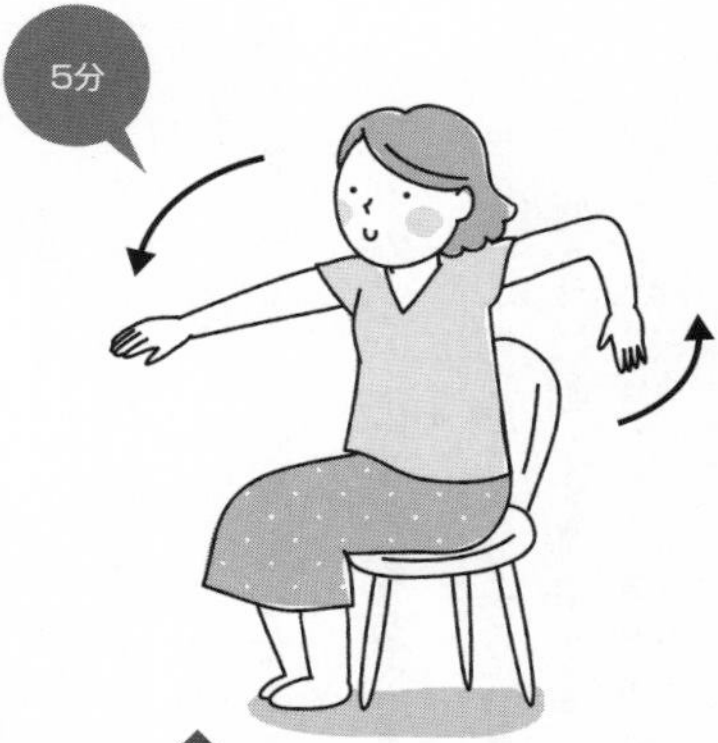

❷イスに深く座り、
平泳ぎのように手を
中央から左右に
５分間動かします。

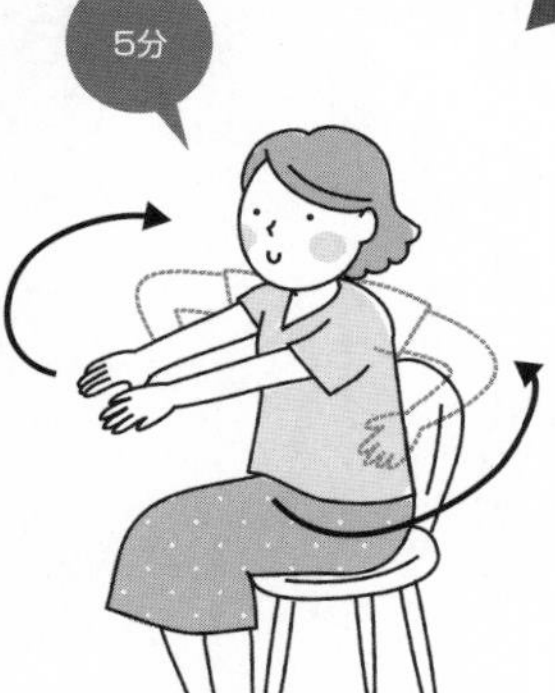

※バタフライができる人は
　手を後ろから前に
　まわしてもＯＫ。
※勢いよくやりすぎて
　肩を痛めないように注意。

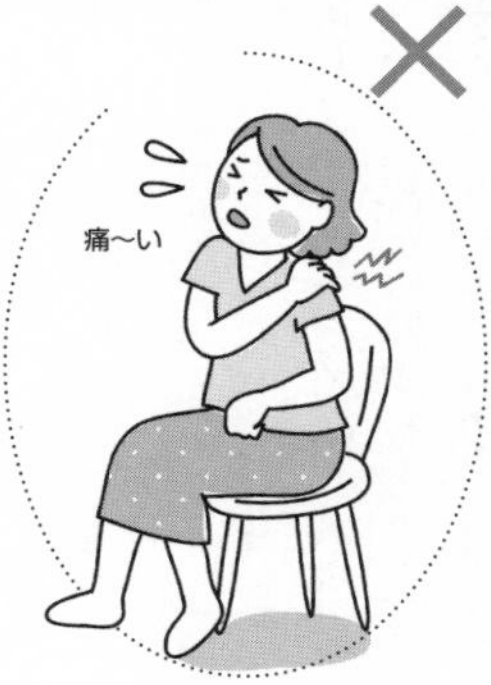

どんなときでも無駄にしない簡単にできる運動

室内で気軽にできる運動に『ラジオ体操』『テレビ体操』があります。都合のいいときにできるよう、録音・録画しておくといいでしょう。ラジオ体操は意外に運動効率がよく、体重50kgの人が15分間運動をしたときの消費エネルギーと比較すると、速歩き（90～100m／分）と同じ57キロカロリー消費することができます。音楽のペースから遅れても、気にする必要はありません。そのうち見なくても動けるようになります。

立位、座位どちらでも、無理をしないで自分のペースで行ってください。

テレビを見ながら、座ったままでも運動はできる

テレビを見ながらイスに座ったままできる簡単な運動があります。たとえば、太ももをおなかにつけるように動かす運動です。イスに深く座り、最初に右の太ももを上げて、できるだけおなかに引き寄せます。足の力だけで上がらなければ、両手で足を持

ってもかまいません。この運動では太ももと腹筋が鍛えられます。筋肉がつくと基礎代謝が上がるので、やせやすくなります。詳しくは、196ページから紹介していきます。運動が苦手な人でも、足が悪くて歩けない人でもできるものばかりですから、ぜひ、今日から始めてください。

また、**足に筋肉がつくと**足先がしっかり上がるようになるので、**ロコモティブシンドローム（運動器症候群）の予防に**なり、つまずきにくくなります。

お風呂に入りながらでも動くところはある！

どうしても体が動かないという患者さんには、私は次のような提案をしています。

「浴槽の中でおなかの肉をふれ！」

湯船にゆっくり浸かりながら、おなかやその周辺についている余分なぜい肉をつかみます。そしてお湯に浸かっている間、上下左右にプルプルふります。誰も見ていませんから、恥ずかしがる必要はありません。

プルプルふっているうちに、はじめは硬かったぜい肉が、徐々にやわらかくなっていきます。〝吉田式食前キャベツ〟を始めて3か月経つころにはきっと脂肪も減り、おなかも引き締まっているはず。このような動きでかまわないので、毎日続けることが大事です。

座ったままできるゆる筋トレ～腹筋～

※両足を一度に上げると効果が倍増します。
※腰が痛いと感じたらやらないでください。
※息を吐ききったら、呼吸は止めずに息を吸います。

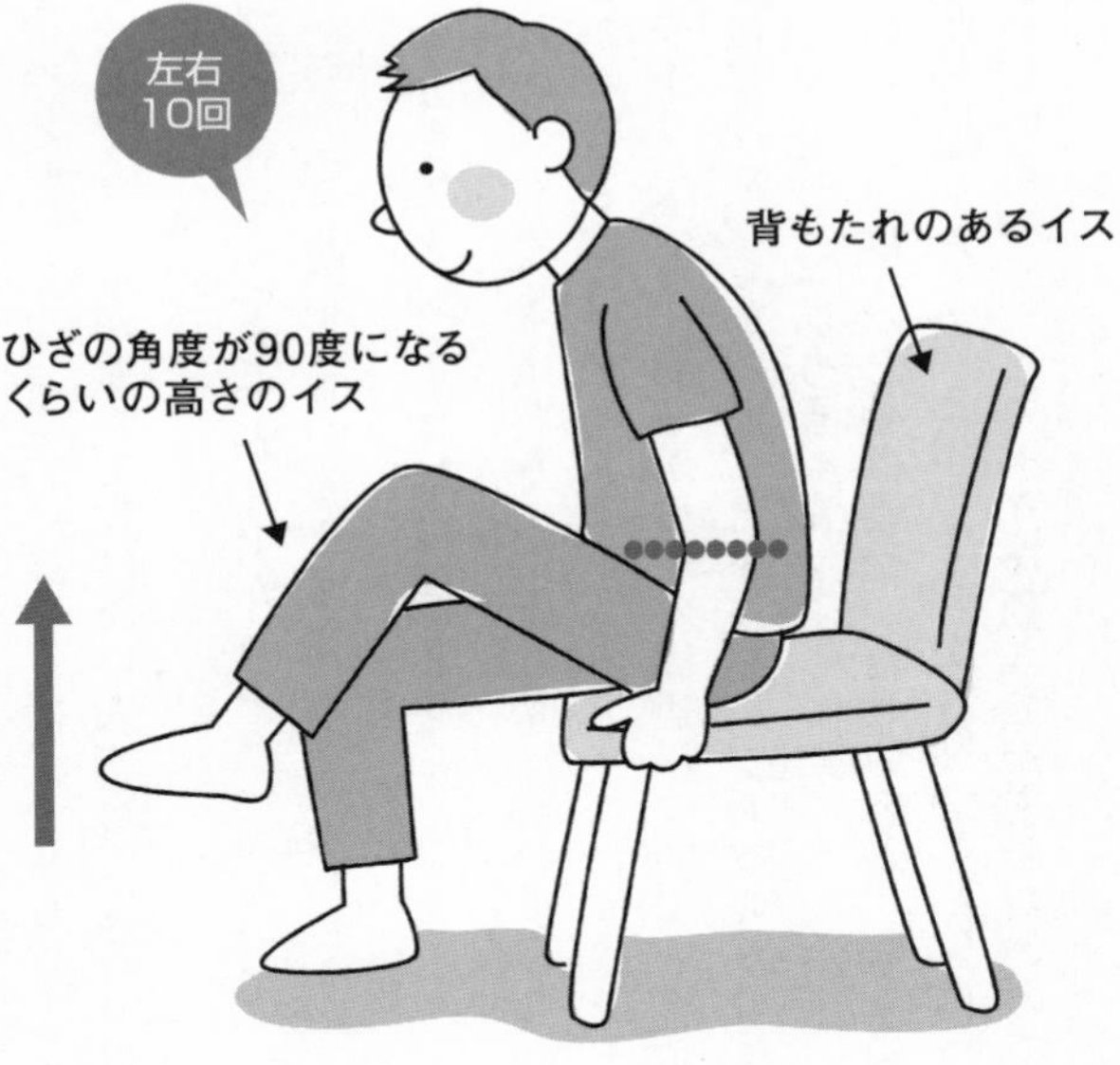

❶あまり深く座らず、座面の前角を持ちます。
❷息を吐きながら、左足を胸に近づけ5～10秒キープして足を下ろします。
❸右足も同様に、左右10回ずつ行います。

座ったままできるゆる筋トレ～太もも前面～

※❷のとき、ひざは動かないように意識します。
※息を吐ききったら、呼吸は止めずに息を吸います。

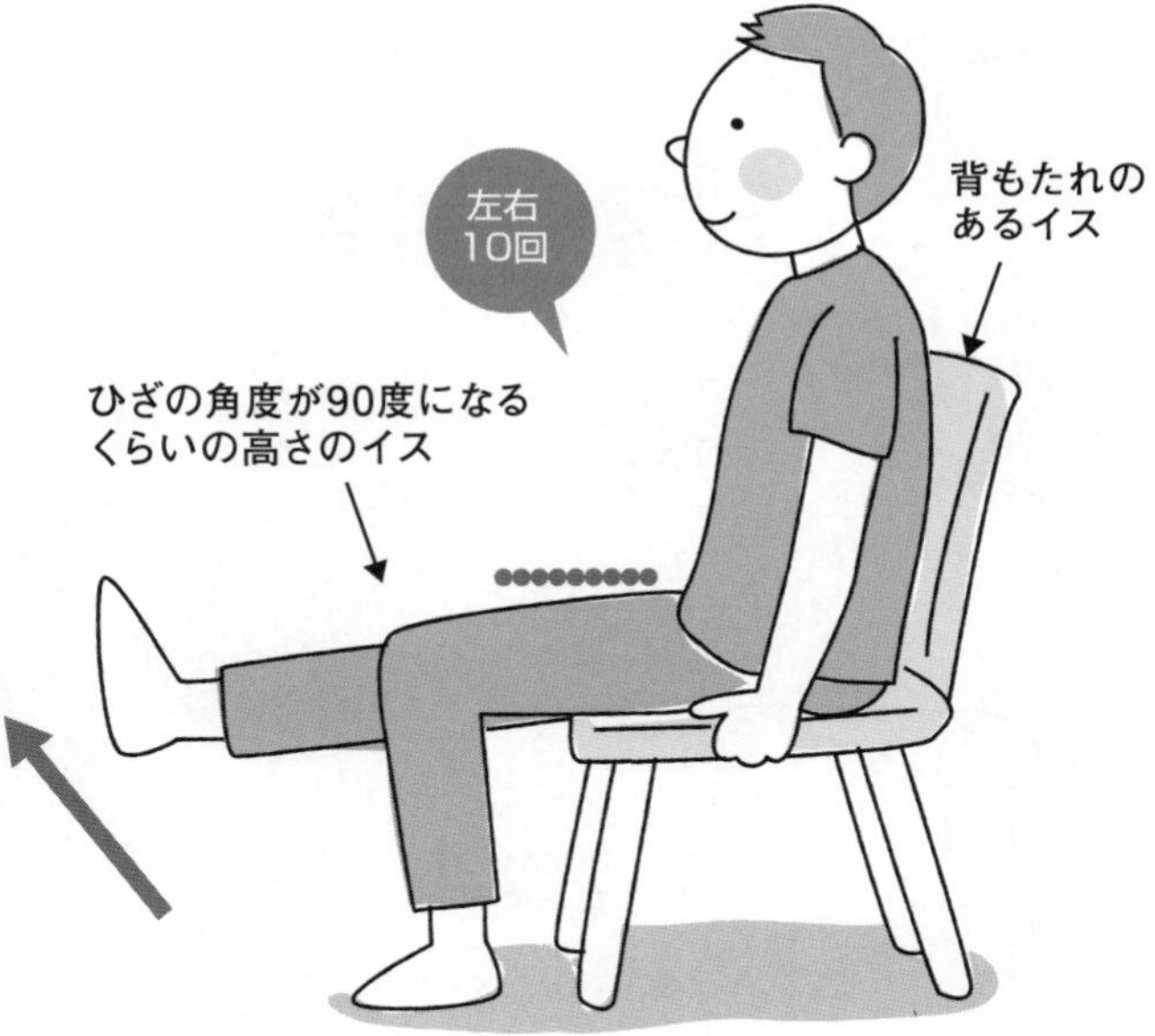

❶背筋を伸ばし、イスに深く座ります。
❷息を吐きながら、かかとを直角にしたまま、右足を太ももの高さまで上げ5～10秒キープし、かかとを下ろします。
❸左足も同様に、左右10回ずつ行います。

イスを支えにゆる筋トレ～太もも裏面～

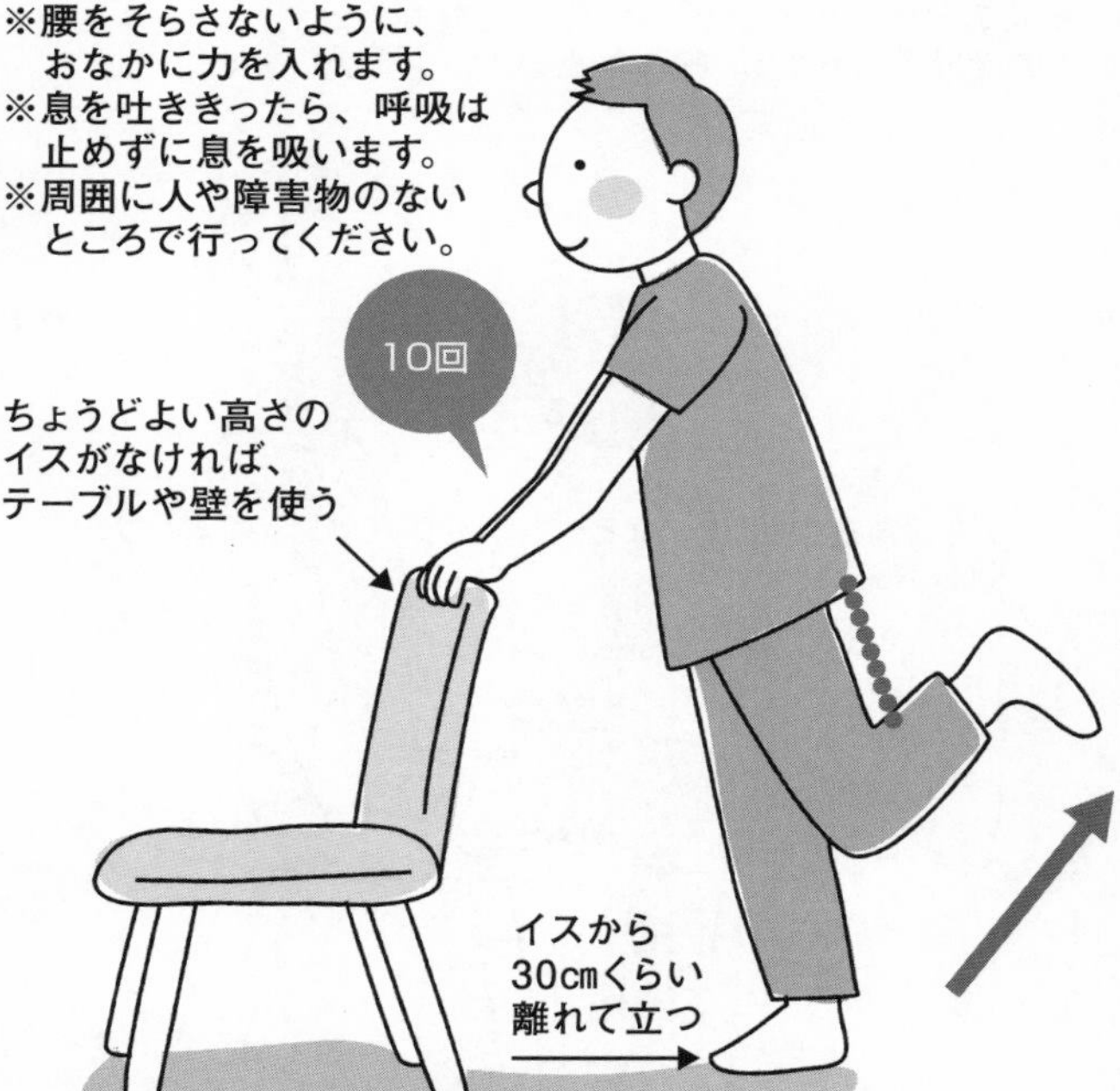

※腰をそらさないように、
おなかに力を入れます。
※息を吐ききったら、呼吸は
止めずに息を吸います。
※周囲に人や障害物のない
ところで行ってください。
ちょうどよい高さの
イスがなければ、
テーブルや壁を使う

30cmくらい
離れて立つ

❶背筋を伸ばしてイスの背もたれを持ちます。
❷息を吐きながら、左足のかかとをお尻につけるイメージで引き上げ、5～10秒キープしてからかかとを下ろします。
❸右足も同様に、左右10回ずつ行います。

イスを支えにゆる筋トレ〜ふくらはぎ〜

※腰をそらさないように、
おなかに力を入れます。
※息を吐ききったら、
呼吸は止めずに息を
吸います。

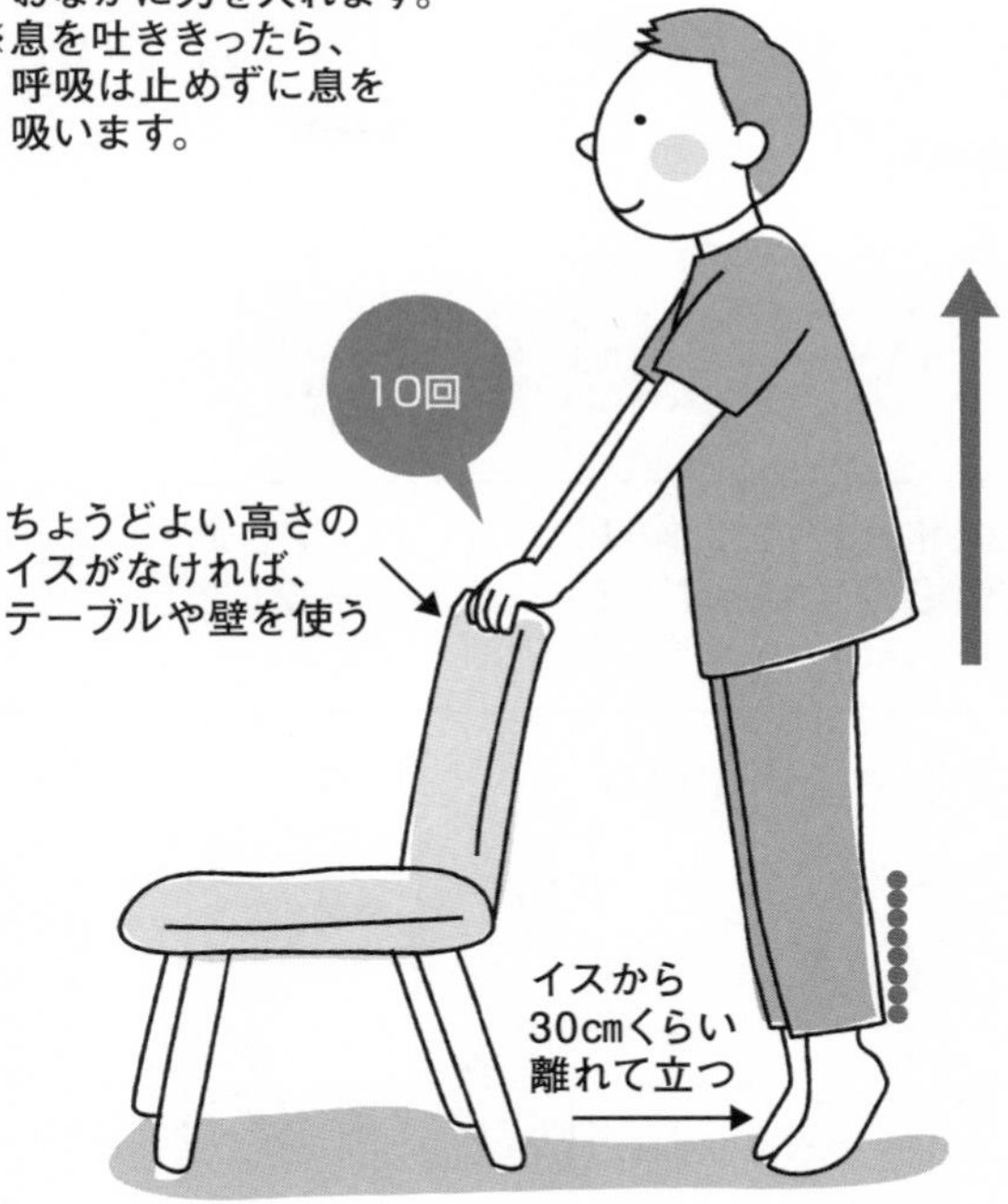
10回
ちょうどよい高さの
イスがなければ、
テーブルや壁を使う
イスから
30cmくらい
離れて立つ

❶背筋を伸ばしてイスの背もたれを持ちます。
❷息を吐きながら、かかとを上げ、背を伸ばして5〜10秒キープし、かかとを下ろします。
❸10回行います。

寝ながらできるゆる運動～腕～

❶ひじの曲げ伸ばし運動

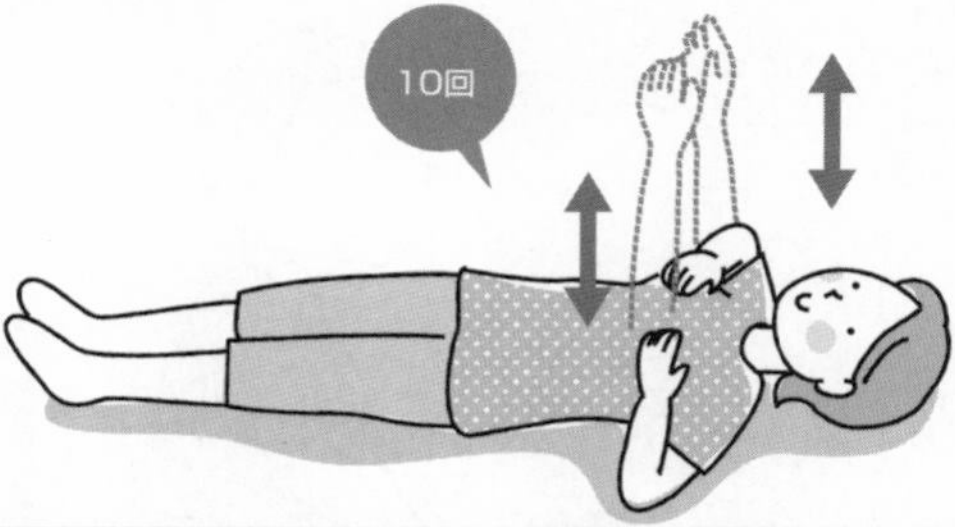

❶腕をまっすぐ上に伸ばし、５秒キープします。
❷❶からひじを曲げ下ろし、５秒キープします。
❸10回行います。

❷腕を左右に倒す運動

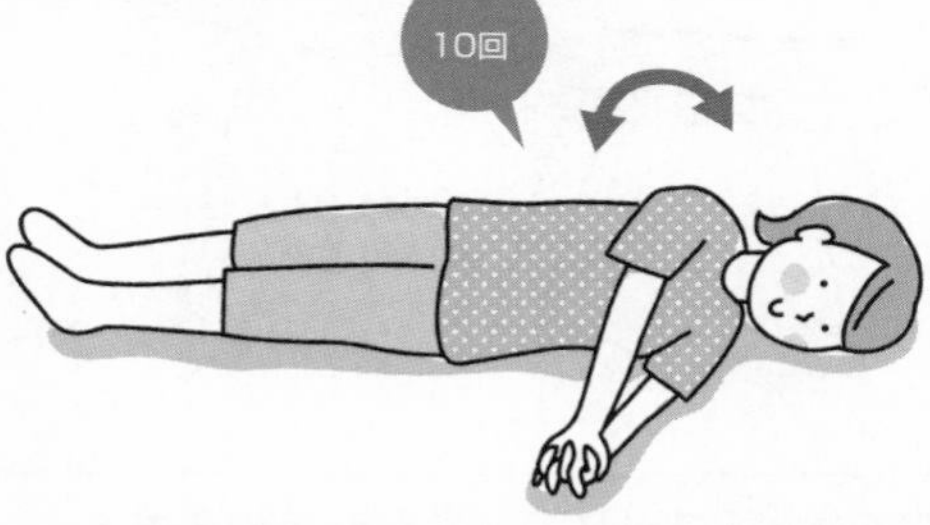

❶両手を上に伸ばし指を組みます。
❷体の左側に腕を倒し、５秒キープし、❶に戻ります。
❸右側も同様に、左右10回ずつ行います。

寝ながらできるゆる運動〜足〜

❶開脚運動

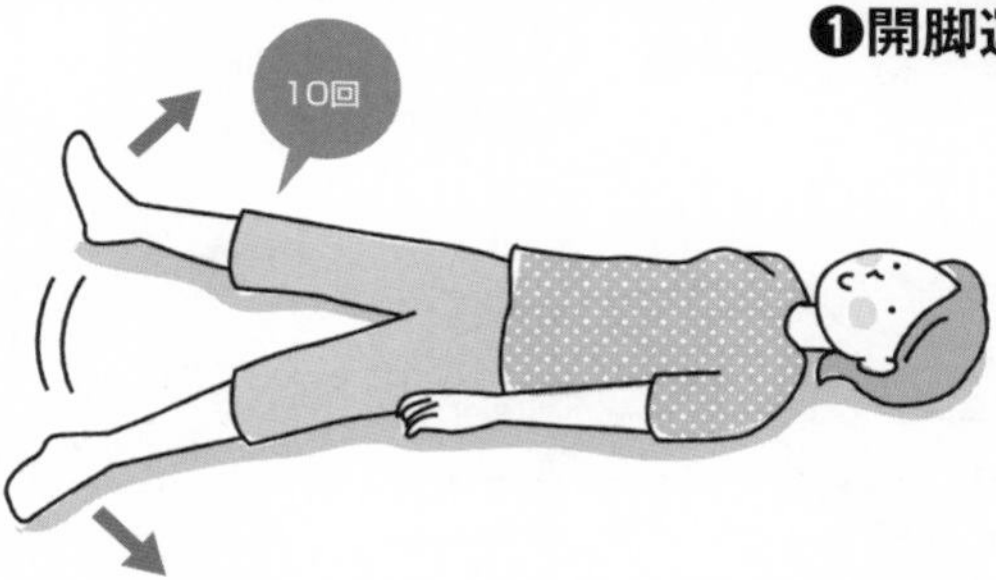

❶両足をそろえて寝ます。
❷左右に足を開き、５秒キープし、❶に戻ります。
❸10回行います。

❷足の上げ下げ運動

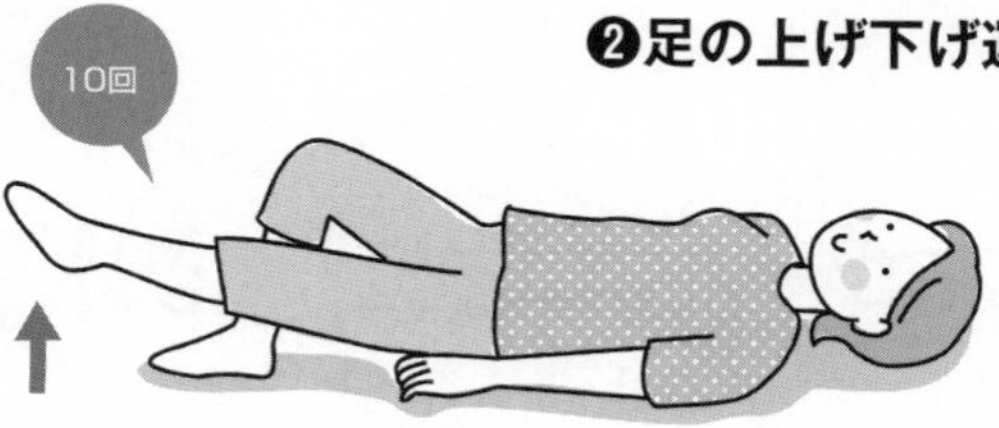

❶片ひざを立て、もう片方の足を20㎝ほど上げます。
❷❶の姿勢を５秒キープし、元に戻ります。
❸上げる足を変え、それぞれ10回ずつ行います。
※上げる高さ、キープの時間は無理をせず、できる範囲で。

※無理のない範囲で行います。
※ひとつでも、すべて行ってもかまいません。

寝ながらできるゆる運動～全身～

❶腰をねじる運動

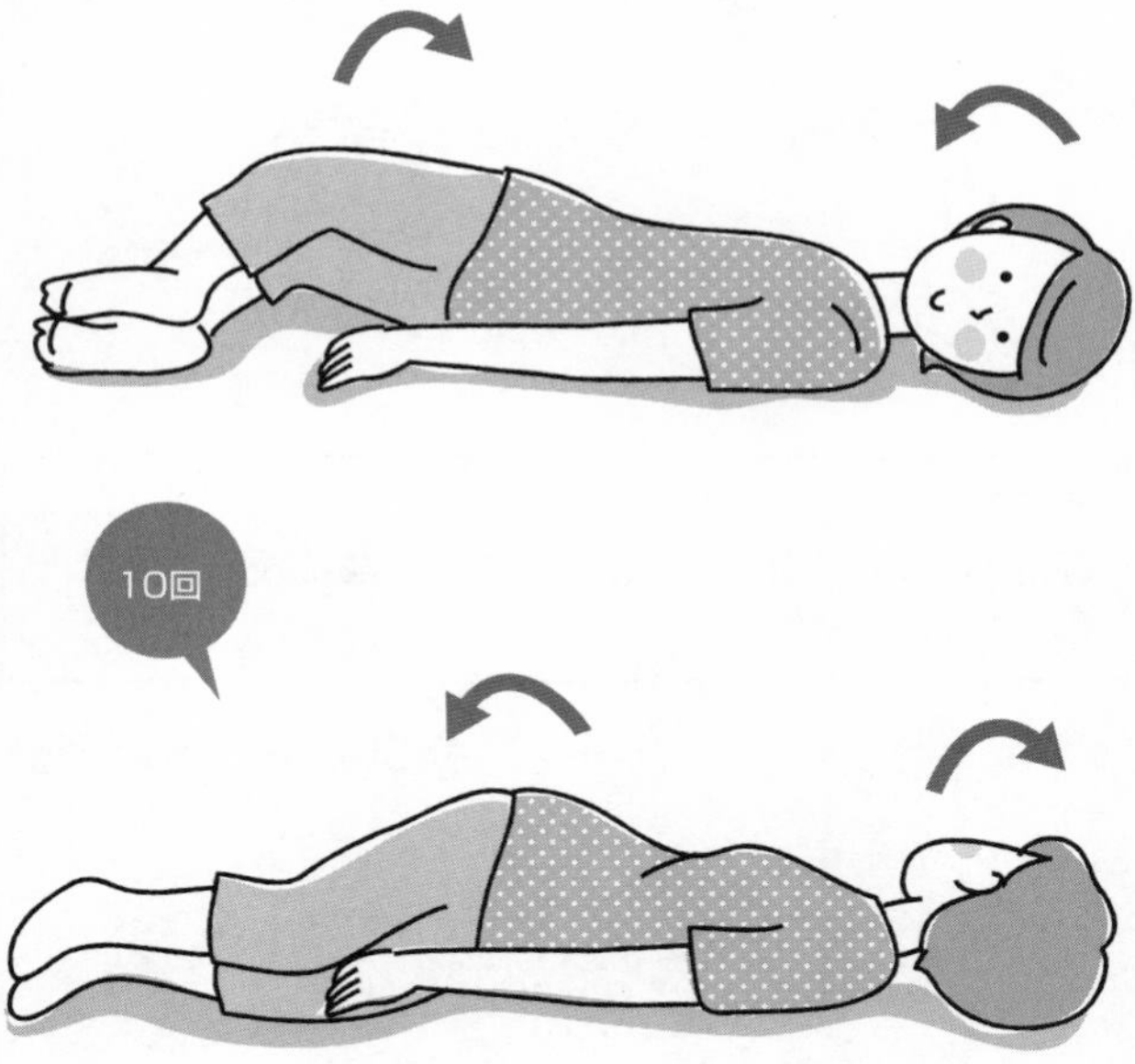

❶ひざを曲げて寝ます。
❷ひざと顔を違う方向に向け腰をねじり、５秒キープし、❶に戻ります。
❸10回行います。
※腰が痛いときはやらないでください。
※ねじる範囲、キープの時間は無理をせず、できる範囲で。

❷お尻を持ち上げる腹筋運動

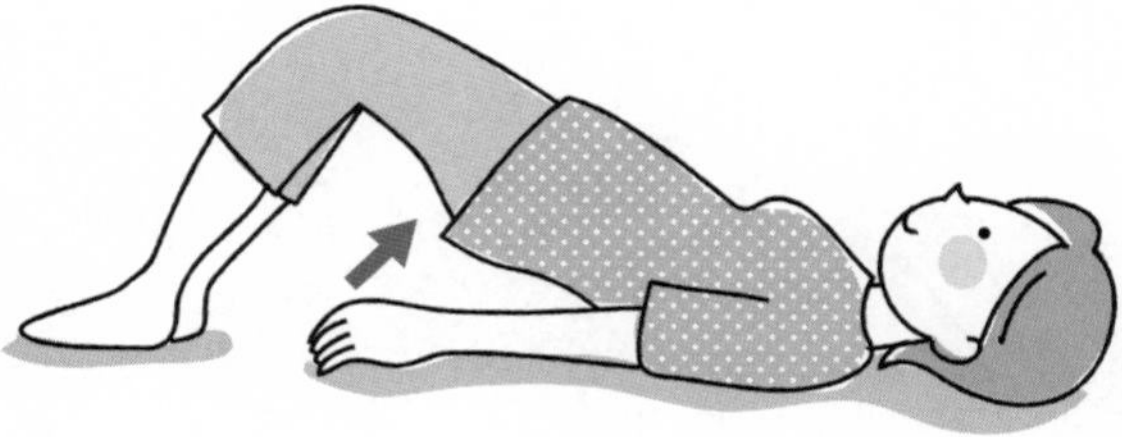

❶腕を体の横につけ、ひざを曲げて寝ます。
❷頭で体を支えるイメージで、お尻を上げ、５秒キープし、❶に戻ります。
❸10回行います。
※上げる高さ、キープの時間は無理をせず、できる範囲で。

❸頭を持ち上げる腹筋運動

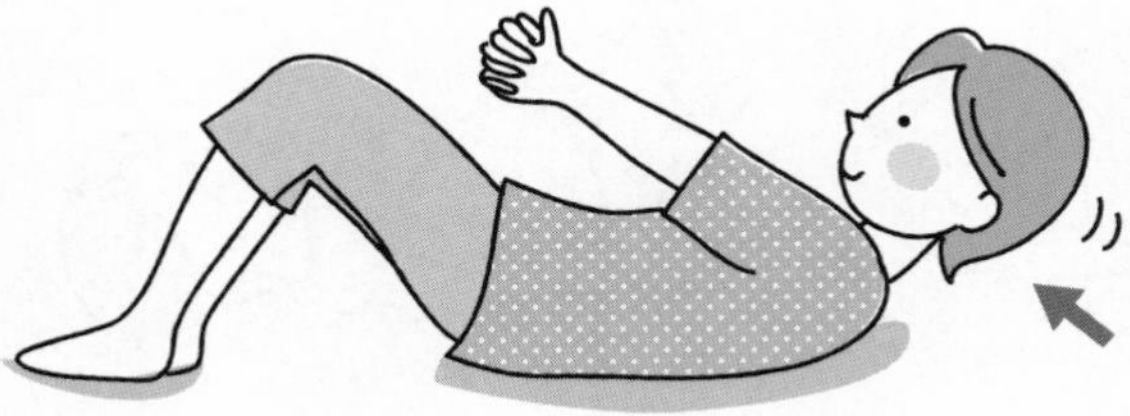

❶腹のあたりで両手の指を組み、ひざを曲げて寝ます。
❷へそをのぞくイメージで、頭を少し上げ、５秒キープし、❶に戻ります。
❸10回行います。
※上げる高さ、キープの時間は無理をせず、できる範囲で。

※ひとつでも、すべて行ってもかまいません。

著者
吉田俊秀(よしだ・としひで)
医療法人令寿会 しまばら病院 院長
京都府立医科大学客員教授／医学博士

京都府立医科大学卒業。米国カリフォルニア大学、南カリフォルニア大学で、G.A.Bray教授に肥満研究と治療を学ぶ。京都府立医科大学附属病院教授、京都市立病院糖尿病・代謝内科部長を経て現職に至る。日本肥満学会功労評議員（専門医・指導医）、日本肥満症治療学会評議員、日本糖尿病学会功労評議員（専門医・指導医）、日本内分泌学会功労評議員、日本内科学会近畿地方会評議員（認定医）。主な著書に『肥満の遺伝子がわかった―最新肥満医学が明らかにした究極のダイエット法』（ごま書房）、『キャベツ夜だけダイエット』（アスコム）、『糖尿病、あきらめたらアカンで!』『肥満外来オリジナル！ 成功率93％！ 血糖値を自力で下げるたった4つの方法』（ともに宝島社）などがある。

装丁／tobufune
イラスト／笹山敦子
DTP／川瀬 誠

※本書は、2018年8月に小社より刊行した
『5万人を診てきた医者が教える 薬を使わず血糖値を下げる方法』を
改訂し、文庫化したものです。

宝島SUGOI文庫

5万人を診てきた医者が教える
薬を使わず血糖値を下げる方法

（ごまんにんをみてきたいしゃがおしえる
くすりをつかわずけっとうちをさげるほうほう）

2023年6月9日　第1刷発行

著　者　吉田俊秀
発行人　蓮見清一
発行所　株式会社 宝島社
〒102-8388　東京都千代田区一番町25番地
電話:営業 03(3234)4621／編集 03(3239)0928
https://tkj.jp
印刷・製本　株式会社広済堂ネクスト

First published 2018 by Takarajimasha, Inc.
Printed in Japan
ISBN 978-4-299-04366-5